川島隆太教授の健康パズル

大人の脳活

おもしろ！数字パズル

監修 川島隆太（東北大学教授）

はじめに（脳活性解説）	2
ドリル（1～120日）	4
レベルアップドリル	124
解答	128

学研

はじめに

東北大学教授　川島隆太

数字パズルで遊びながら脳を鍛えましょう

　私が取り組んでいる「脳イメージング研究」は、MRIや光トポグラフィのような機械で脳を撮影し、流れている血液の量に応じて、脳のどの部分が働いているかを調べるというものです。

　この研究から、「文字を書く」「声に出して読む（音読）」「単純計算」が、脳の前頭葉にある前頭前野を大変活発に働かせることが科学的にわかっており、また、本書にある問題も脳の活性化に高い効果があることが実験でわかりました。

　脳の前頭前野は、人間が人間らしい生活をするために必要な高度な働きをする、脳の中でもっとも重要な場所です。本書のパズルでここを鍛えるということが、「考える力」「生きる力」をより向上させることにもつながります。

　本書は、迷路計算パズル、天びんパズルなどいろいろな数字パズルに取り組めるように構成しています。また書き込み式ですから、毎日続けることによって脳がどんどん活性化していきます。

　脳が元気なのは朝。朝の日課に取り入れてもいいですね。

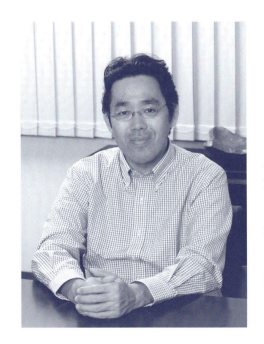

川島隆太教授

東北大学　加齢医学研究所
1959年千葉県に生まれる。
1985年東北大学医学部卒業。同大学院医学研究科修了。医学博士。スウェーデン王国カロリンスカ研究所客員研究員、東北大学助手、同専任講師を経て、現在同大学教授として高次脳機能の解明研究を行う。脳のどの部分にどのような機能があるのかを調べる研究の、日本における第一人者。

楽しみながら脳の健康を守りましょう

　どんな作業で脳が活性化するのかを調べるために、多数の実験を東北大学と学研との共同研究によって行いました。この研究により、本書にあるような計算問題を解く作業で実験したところ、前頭葉の働きが大変活発になることがわかりました。

　実験は、本書と同様の足し算、引き算、かけ算、割り算を解く作業を、光トポグラフィという装置を用いて、脳の血流の変化を調べていきました（下の写真が実験の様子です）。その結果、下の画像を見てわかるとおり、安静時に比べて問題を解いているときは、脳の血流が増え、活性化していることが最新の脳科学によって判明したのです。

　本書では、単純計算を用いた数字パズルを掲載しています。興味・関心を持って取り組め、目的意識も引き出しやすく、脳の活性化に適しています。本書の計算問題で、ぜひ毎日、脳を鍛えていきましょう。

「脳活性」実験の様子

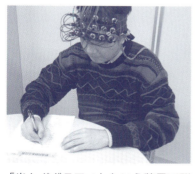

「光トポグラフィ」という装置で脳血流の変化を調べます。本書にあるタイプの計算問題が、前頭葉の活性化に効果があることが実験でわかりました。

安静時の脳

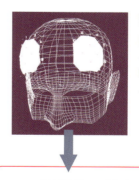

白く表示されているのは、脳が安静時の状態にあることを示しています。

前頭葉の働きが活発に！

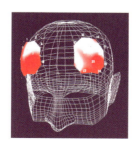

単純計算を解いているとき
問題に取り組むと、前頭葉の血流が増え脳が活性化します。

1日 数字絵　間違い探し

月　日　　正答　/6問　　答え→P.128

▶下の数字絵には、上と違っているところがあります。下の絵の間違いに○をつけましょう。間違いの数字ひとつずつについて1か所として数えてください。

正　　うさぎ

間違い **6か所**

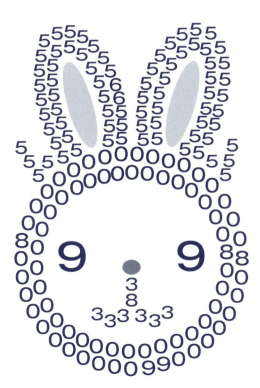

誤

2日 迷路計算パズル

正答　／6問
答え→P.128

▶スタートからゴールまで、仕切りの開いているところを通り、左上の数字をたしたり、ひいたりして、マスに答えの数字を書いて進みましょう。

1 たし算

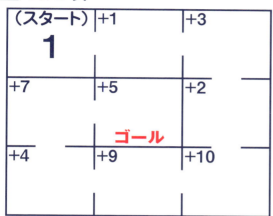

2 たし算

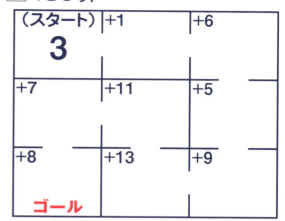

3 ひき算

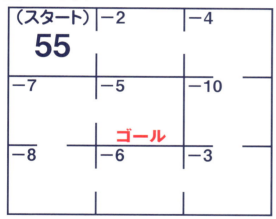

4 ひき算

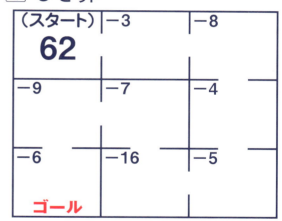

5 たし算・ひき算

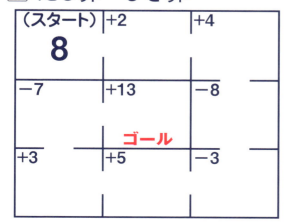

6 たし算・ひき算

3日 ごちゃまぜ計算

▶計算をして、答えを数字で書きましょう。文字を数字で書いて計算しても OK です。

1. ハチ ＋ 七　　　　　　　　　　　　＝

2. ハチジュウ － ろくじゅう　　　　　＝

3. 三十五 － ⚁　　　　　　　　　　　＝

4. ゴジュウサン ＋ 二十　　　　　　　＝

5. 四十三 ＋ ⚄ － さんじゅうろく　　＝

6. ジュウロク ÷ 四　　　　　　　　　＝

7. きゅう × ゴ　　　　　　　　　　　＝

8. 四十二 ＋ さんじゅういち　　　　　＝

9. きゅうじゅうろく ÷ ⚃　　　　　　＝

10. ナナジュウサン － じゅうはち　　　＝

11. よんじゅう ＋ ナナジュウハチ　　　＝

12. 五十三 － ヨンジュウニ　　　　　　＝

4日 星形パズル

▶例のように三角形の角の3つの数をたすと、真ん中の数になります。あいている○にあてはまる数を書きましょう。

1

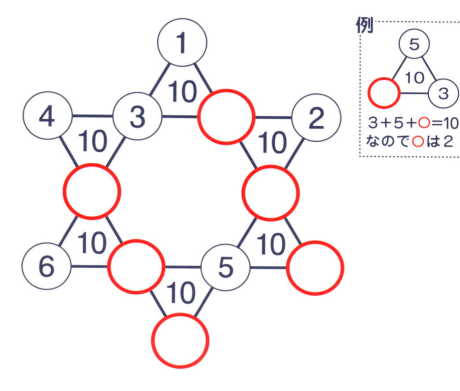

2

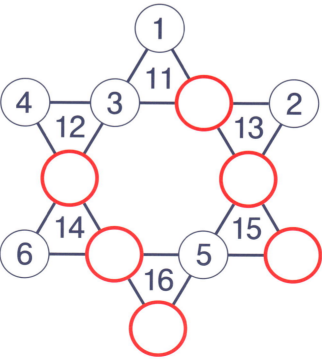

月　日

正答　／6問

答え→P.128

5日 たし算ペア

▶ 2つの数をたすと100になるペアが3組あります。答えを□に書きましょう。

1

63	36	3	51	86	7
16	96	34	39	1	29
70	17	21	87	41	52
98	80	8	95	31	14
9	10	53	49	18	19
60	92	58	12	72	15

□と□

□と□

□と□

2

73	35	12	31	37	89
79	58	90	99	70	5
26	72	4	32	80	36
25	78	54	83	2	10
45	39	38	93	52	44
81	24	77	68	67	55

□と□

□と□

□と□

6日 数字絵　間違い探し

正答 ／8問

答え→ P.128

▶下の数字絵には、上と違っているところがあります。下の絵の間違いに○をつけましょう。間違いの数字ひとつずつについて1か所として数えてください。

間違い **8か所**

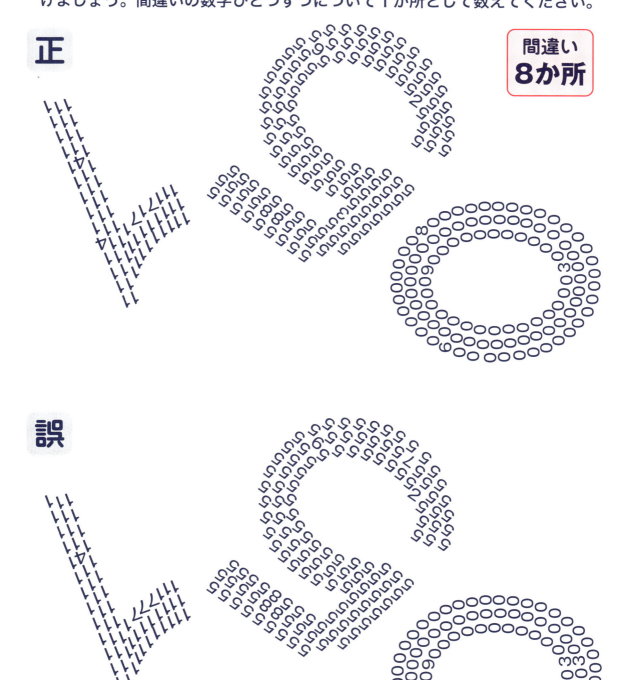

7日 ハチの巣パズル

正答 ／6問
答え→ P.128

▶隣どうしの○をたした数が、下の○に入ります。○にあてはまる数を書きましょう。

1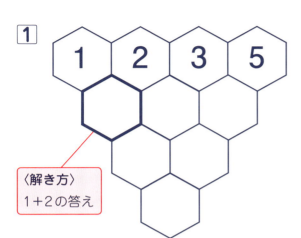

〈解き方〉
1＋2の答え

2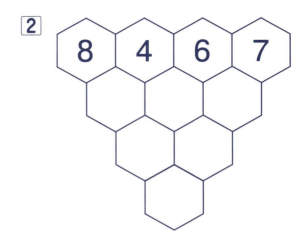

3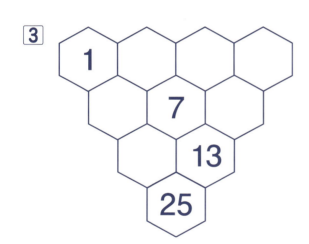

4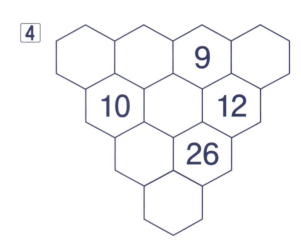

5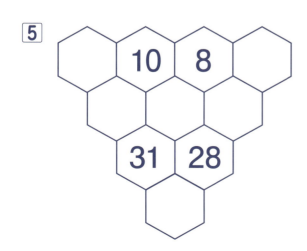

6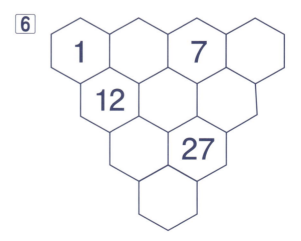

8日 魔方陣

▶ 縦・横・斜めにたした数の合計がそれぞれ 18 になるように、□にあてはまる数を書きましょう。

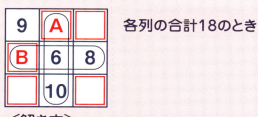

各列の合計18のとき

＜解き方＞
Aは縦をみて、6+10=16　18−16=2
Bは横をみて、6+8=14　18−14=4
2つの数字が書かれている列に注目して、数字を入れていきましょう。

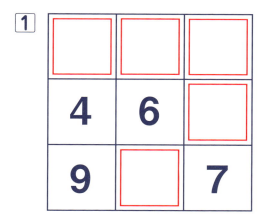

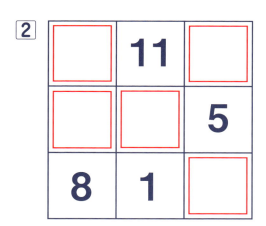

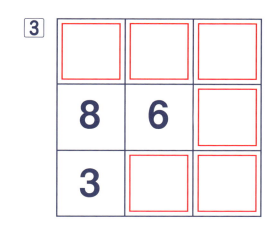

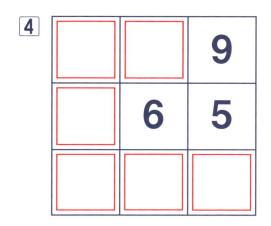

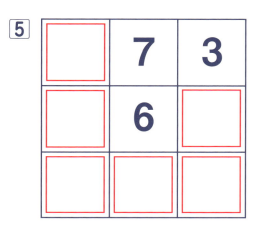

9日 そろばん計算パズル

▶そろばんの絵を見て、計算の答えを数字で書きましょう。数字をメモして計算してもOKです。

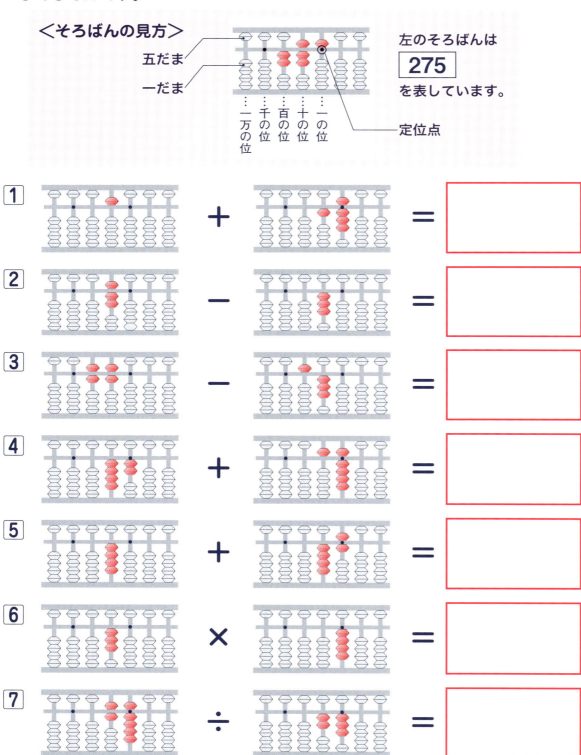

10日 天びんパズル

▶おもりの中の数字は、重さを表しています。同じ重さでつり合うように、おもりの中から数字を選び、□に書きましょう。

1

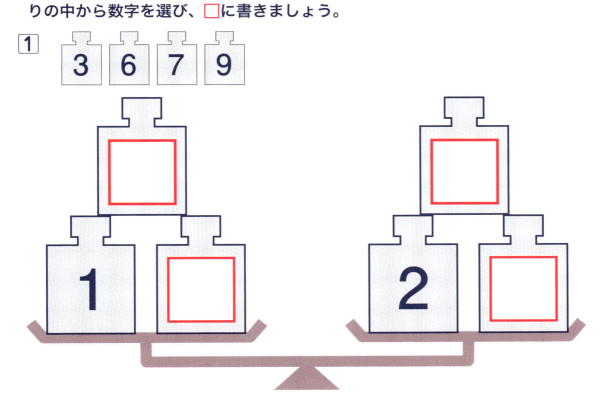

2

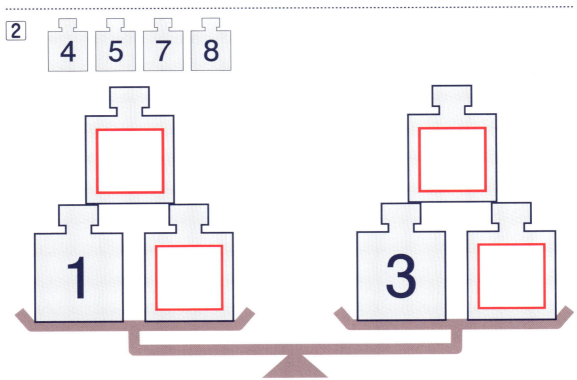

11日 迷路計算パズル

正答 ／6問
答え→ P.129

▶スタートからゴールまで、仕切りの開いているところを通り、左上の数字をたしたり、ひいたりして、マスに答えの数字を書いて進みましょう。

1 たし算

+4	+12	(スタート) 2
+6	+9	+3
+13	+8	+5
ゴール		

2 たし算

+9	+7	(スタート) 5
+13	+15	+11
+12	+8	+6
		ゴール

3 ひき算

−6	−5	(スタート) 63
−17	−3	−4
−8	−9 ゴール	−7

4 ひき算

−11	−13	(スタート) 86
ゴール −4	−8	−9
−7	−15	−6

5 たし算・ひき算

+14	+9	(スタート) 9
−8	−3	+5
+6	−13	+7
		ゴール

6 たし算・ひき算

−15	+19	(スタート) 11
+8	−14	−6
−4	+7	+8
ゴール		

12日 お金パズル

▶ イラストを見て、合計額を答えましょう。メモして計算してもOKです。

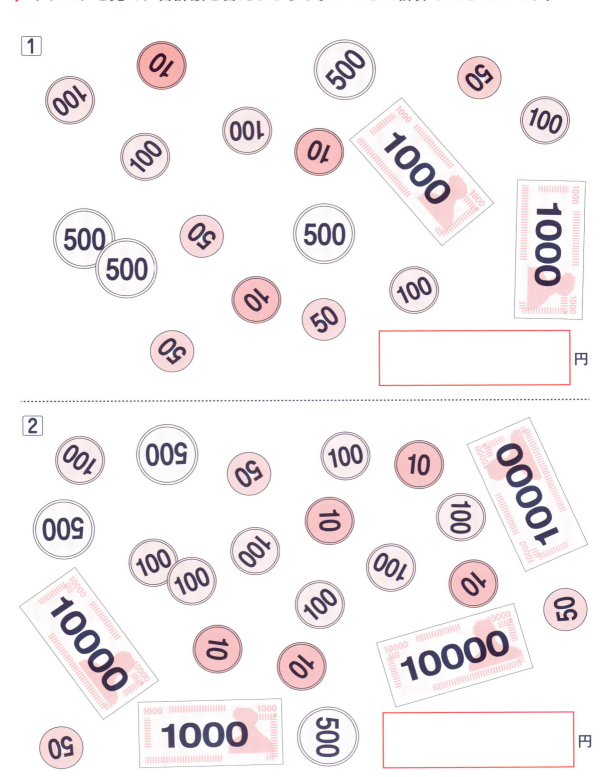

13日 ごちゃまぜ計算

▶計算をして、答えを数字で書きましょう。文字を数字で書いて計算してもOKです。

1. じゅうなな ＋ ニジュウイチ ＝

2. 十二 ÷ 6（サイコロ） ＝

3. さんじゅうなな ＋ ロクジュウサン ＝

4. 四十六 ＋ じゅうさん ＝

5. ゴジュウ － 十八 ＝

6. ハチ × 三十 ＝

7. 3（サイコロ） × 十四 ＝

8. ロクジュウニ ÷ に ＝

9. ジュウキュウ － 5（サイコロ） ＋ じゅう ＝

10. じゅうさん － ナナ ＝

11. 5（サイコロ） ＋ろくじゅうよん ＝

12. ヒャクニ － じゅうに ＝

14日 星形パズル

▶例のように三角形の角の3つの数をたすと、真ん中の数になります。あいている○にあてはまる数を書きましょう。

1

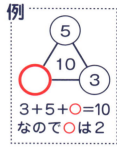

例
3＋5＋○＝10
なので○は2

2

15日 たし算ペア

正答 ／6問
答え→P.129

▶ 2つの数をたすと100になるペアが3組あります。答えを□に書きましょう。

[1]

91	82	76	61	62	96
53	98	36	18	35	29
81	97	56	70	84	59
79	34	5	92	37	78
40	41	88	6	86	11
43	20	55	32	44	46

□ と □

□ と □

□ と □

[2]

45	30	15	41	21	34
39	48	74	91	14	53
56	84	5	23	18	63
85	72	11	24	19	65
80	96	92	27	83	25
7	13	70	10	49	73

□ と □

□ と □

□ と □

16日 カレンダー

▶カレンダーを見て、問いに答えましょう。

7月

日	月	火	水	木	金	土
1	2	3	4	5	6	7
8	9	10	11	12	13	14
15	16	17	18	19	20	21
22	23	24	㉕	26	27	28
29	30	31				

8月

日	月	火	水	木	金	土
			1	2	3	4
5	6	□7	8	9	10	11
12	13	14	15	16	17	18
19	20	21	22	23	24	25
26	27	28	29	30	31	

① ○の日は□の日より何日前ですか。　　　　　　日前

② □の日は8月30日より何日前ですか。　　　　　　日前

③ 7月9日と8月3日の間には何日ありますか。　　　　　　日
　（9日と3日は日数に入れません。）

11月

日	月	火	水	木	金	土
				1	2	3
4	5	6	7	8	□9	10
11	12	⑬	14	15	16	17
18	19	20	21	22	23	24
25	26	27	28	29	30	

④ ○の日より5日前は何月何日ですか。　　　　月　　日

⑤ 翌月の15日は□の日から何日後ですか。　　　　　　日後

⑥ ○の日から21日後は何月何日ですか。　　　　月　　日

17日 時間の計算

時計 ▶ 下の時計を見て答えましょう。

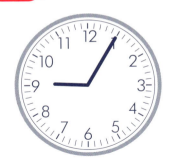

2 時間 35 分後は　　時　　分

4 時間 20 分前は　　時　　分

計算 ▶ 時間の筆算です。○時間○分と答えましょう。

1. 16 時間 15 分
  ＋ 15 時間 20 分
  ＝　　時間　　分

2. 13 時間 14 分
  ＋ 　9 時間 40 分
  ＝　　時間　　分

3. 　7 時間 34 分
  － 　5 時間 30 分
  ＝　　時間　　分

4. 　7 時間 59 分
  － 　6 時間 52 分
  ＝　　時間　　分

5. 17 時間 50 分
  ＋ 13 時間 29 分
  ＝　　時間　　分

6. 10 時間 33 分
  － 　1 時間 21 分
  ＝　　時間　　分

7. 13 時間 17 分
  － 10 時間 58 分
  ＝　　時間　　分

8. 18 時間 55 分
  ＋ 19 時間 41 分
  ＝　　時間　　分

9. 16 時間 　8 分
  － 　7 時間 57 分
  ＝　　時間　　分

10. 19 時間 17 分
  ＋ 　1 時間 11 分
  ＝　　時間　　分

18日 フルーツたし算

▶ 1個あたりの値段をもとに、合計額を答えましょう。メモして計算してもOKです。

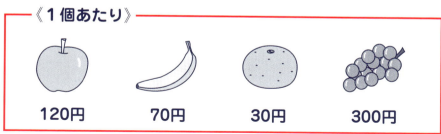

1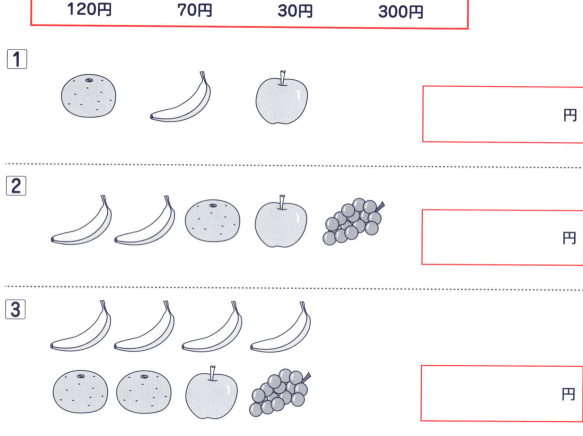

□ 円

19日 数字絵　間違い探し

正答　/6問
答え→P.130

▶下の数字絵には、上と違っているところがあります。下の絵の間違いに○をつけましょう。間違いの数字ひとつずつについて1か所として数えてください。

カエル

間違い **6か所**

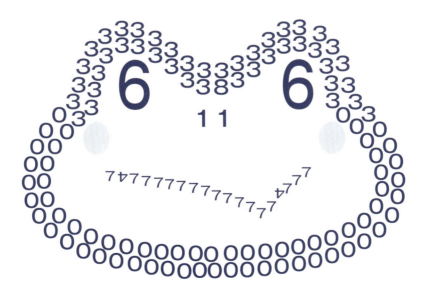

20日 天びんパズル

▶おもりの中の数字は、重さを表しています。同じ重さでつり合うように、おもりの中から数字を選び、□に書きましょう。

1

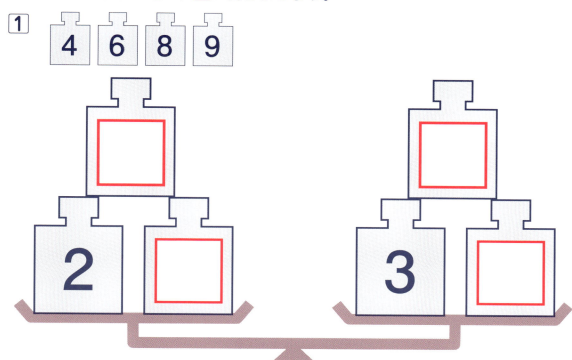

2

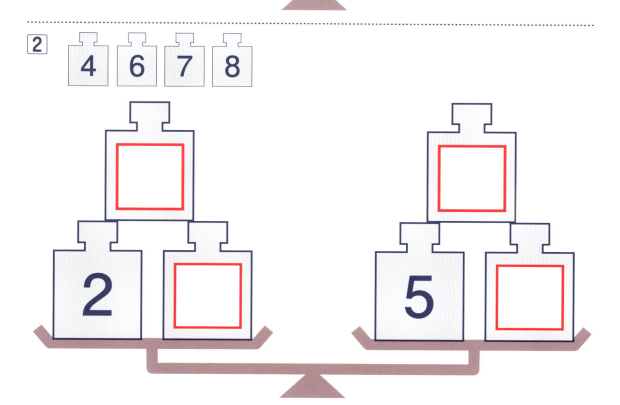

21日 迷路計算パズル

▶スタートからゴールまで、仕切りの開いているところを通り、左上の数字をたしたり、ひいたりして、マスに答えの数字を書いて進みましょう。

1 たし算

+19	+7	+3
+5	+6	+14
+4	+8	(スタート) 6

ゴール（左下）

2 たし算

+16	+7	+15
+5	+4	+13
+9	+12	(スタート) 2

ゴール（+5のマス付近）

3 ひき算

−3	−8	−5
−7	−6	−11
−9	−14	(スタート) 70

ゴール（−14のマス付近）

4 ひき算

−21	−14	−6
−8	−5	−4
−19	−9	(スタート) 93

ゴール（−5のマス付近）

5 たし算・ひき算

−11	+26	+6
+9	+7	−13
−23	+15	(スタート) 16

ゴール（+6のマス付近）

6 たし算・ひき算

−6	−8	+4
+7	+9	−17
+15	−22	(スタート) 35

ゴール（+4のマス付近）

22日 そろばん計算パズル

※そろばんの見方は12ページ

答え→P.130

▶そろばんの絵を見て、計算の答えを数字で書きましょう。数字をメモして計算してもOKです。

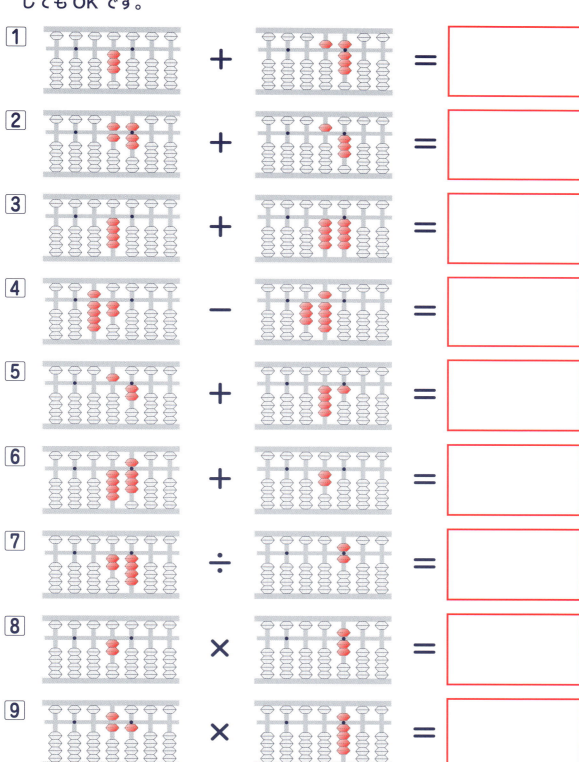

23日 ハチの巣パズル

▶隣どうしの○をたした数が、下の○に入ります。○にあてはまる数を書きましょう。

1
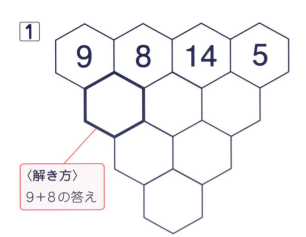
〈解き方〉
9+8の答え

2
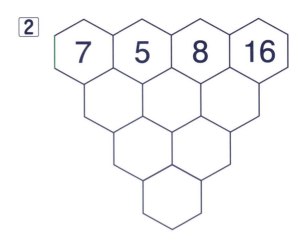

3
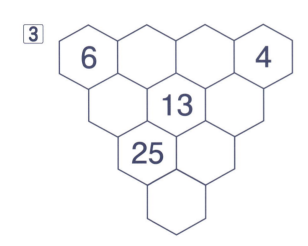

4
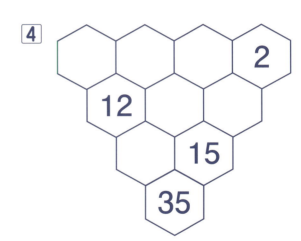

5
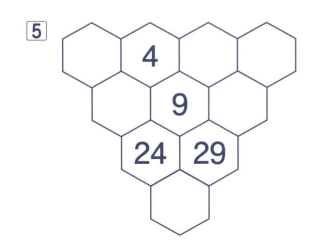

6
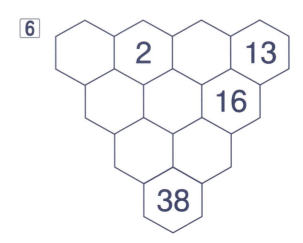

24日 数字絵 間違い探し

正答 ／7問
答え→P.130

▶下の数字絵には、上と違っているところがあります。下の絵の間違いに○をつけましょう。間違いの数字ひとつずつについて1か所として数えてください。

ねずみ

間違い **7か所**

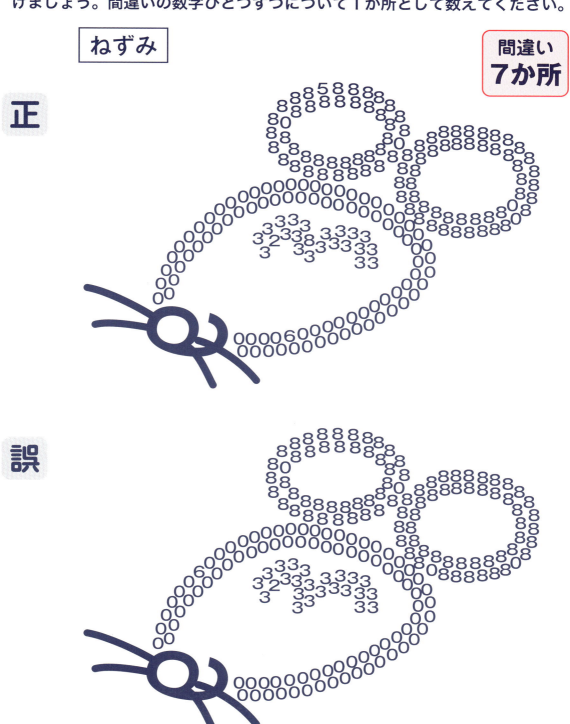

25日 星形パズル

▶例のように三角形の角の3つの数をたすと、真ん中の数になります。あいている○にあてはまる数を書きましょう。

1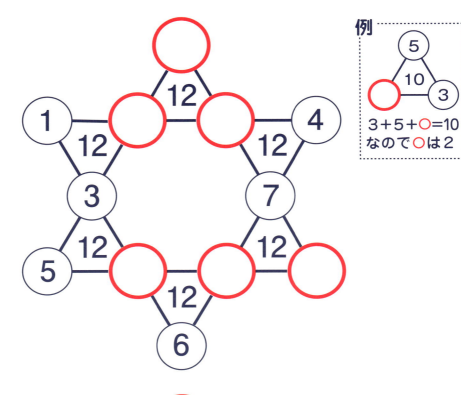

2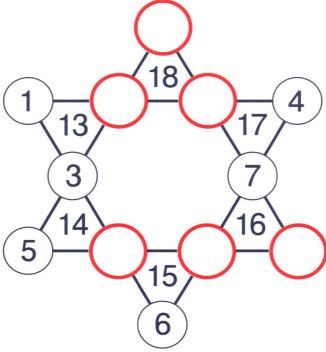

26日 ごちゃまぜ計算

▶ 計算をして、答えを数字で書きましょう。文字を数字で書いて計算してもOKです。

1. きゅうじゅう ＋ 十 ＝ ☐

2. 七十三 － キュウ ＝ ☐

3. よんじゅうご ÷ 五 ＝ ☐

4. ニジュウハチ － じゅうなな ＝ ☐

5. はちじゅう ÷ 二十 ＝ ☐

6. ろく ＋ [サイコロ5] ＋ ニジュウイチ ＝ ☐

7. ジュウロク × 八 ＝ ☐

8. にじゅうよん ＋ ゴジュウナナ ＝ ☐

9. [サイコロ2] × ニジュウゴ ＝ ☐

10. はちじゅうきゅう － ニジュウサン － 三十六 ＝ ☐

11. ジュウニ × ご ＝ ☐

12. 九十七 － サンジュウゴ ＝ ☐

27日 たし算ペア

正答 ／6問
答え→P.131

▶ 2つの数をたすと100になるペアが3組あります。答えを□に書きましょう。

1

90	5	48	94	60	97
31	88	1	19	66	47
8	38	89	16	32	70
93	67	86	59	85	74
71	61	17	57	56	62
37	72	25	87	33	84

☐ と ☐
☐ と ☐
☐ と ☐

2

60	30	44	22	14	10
66	91	11	49	52	38
87	26	20	34	33	21
29	1	73	4	42	65
23	88	17	16	68	55
79	15	59	7	32	46

☐ と ☐
☐ と ☐
☐ と ☐

28日 迷路計算パズル

▶スタートからゴールまで、仕切りの開いているところを通り、左上の数字をたしたり、ひいたりして、マスに答えの数字を書いて進みましょう。

① たし算

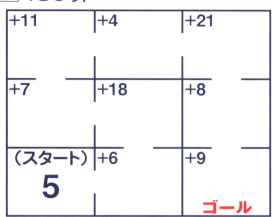

② たし算

② たし算の図（省略）

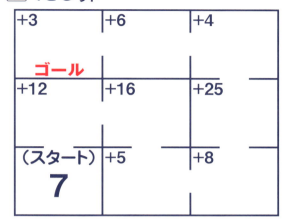

③ ひき算

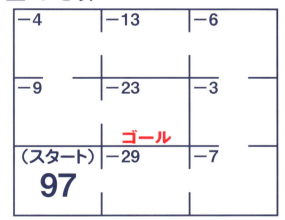

④ ひき算

⑤ たし算・ひき算

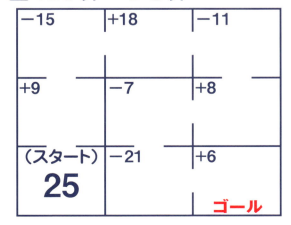

⑥ たし算・ひき算

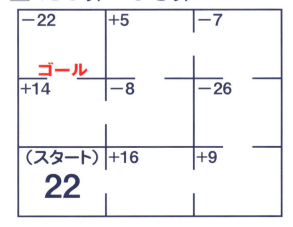

29日 時間の計算

時計 ▶ 下の時計を見て答えましょう。

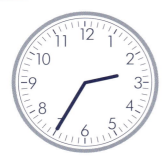

2 時間 40 分後は　　時　　分

3 時間 50 分前は　　時　　分

計算 ▶ 時間のたし算、ひき算です。○時間○分と答えましょう。

1　1 時間 28 分 ＋ 1 時間 8 分 ＝　　時間　　分

2　11 時間 42 分 ＋ 1 時間 13 分 ＝　　時間　　分

3　11 時間 13 分 － 2 時間 4 分 ＝　　時間　　分

4　15 時間 33 分 － 1 時間 16 分 ＝　　時間　　分

5　17 時間 54 分 ＋ 11 時間 31 分 ＝　　時間　　分

6　13 時間 1 分 － 11 時間 37 分 ＝　　時間　　分

7　8 時間 15 分 － 4 時間 21 分 ＝　　時間　　分

8　6 時間 10 分 ＋ 11 時間 5 分 ＝　　時間　　分

9　15 時間 44 分 － 10 時間 13 分 ＝　　時間　　分

10　10 時間 51 分 ＋ 4 時間 18 分 ＝　　時間　　分

30日 倍数探し

▶ 6でわりきれる数（6の倍数）が5つあります。答えを□に書きましょう。

①
1	45	86	28	87	18
2	68	83	42	47	35
11	41	24	5	97	3
31	43	85	92	58	8
54	71	88	99	73	34
49	70	39	51	91	12

②
52	32	7	22	64	38
23	58	62	71	21	30
66	79	8	61	84	65
11	44	51	15	82	87
46	25	13	28	74	48
67	78	69	49	16	10

31日 数字絵 間違い探し

正答 /8問
答え→P.131

▶下の数字絵には、上と違っているところがあります。下の絵の間違いに○をつけましょう。間違いの数字ひとつずつについて1か所として数えてください。

間違い 8か所

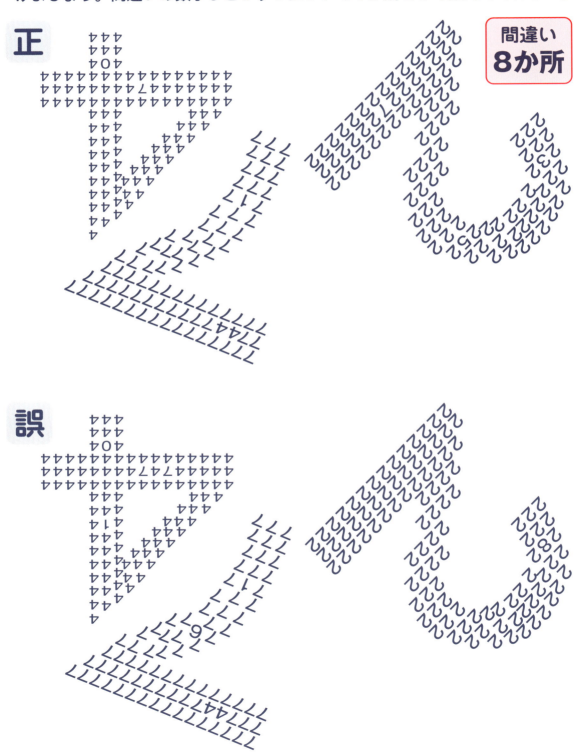

32日 ハチの巣パズル

▶隣どうしの ◯ をたした数が、下の ◯ に入ります。◯ にあてはまる数を書きましょう。

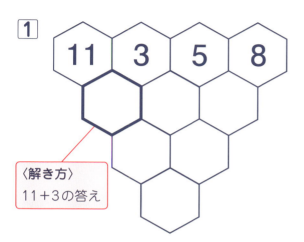

〈解き方〉
11＋3の答え

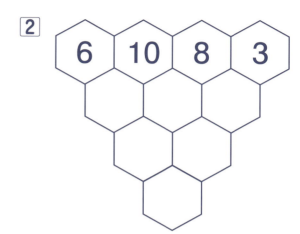

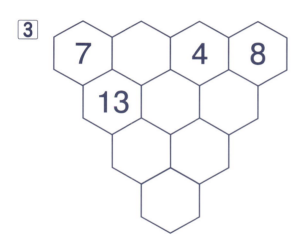

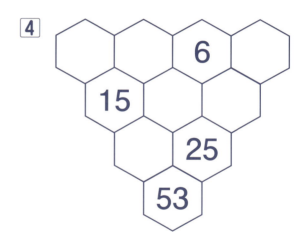

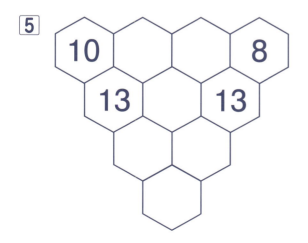

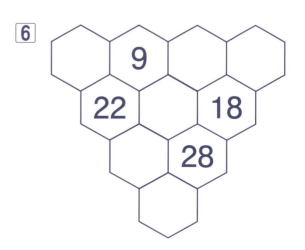

33日 文具たし算

月　日

正答　　/4問

答え→ P.132

▶ 1個あたりの値段をもとに、合計額を答えましょう。メモして計算してもOKです。

《1個あたり》

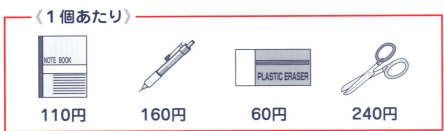

ノート 110円　シャープペン 160円　消しゴム 60円　はさみ 240円

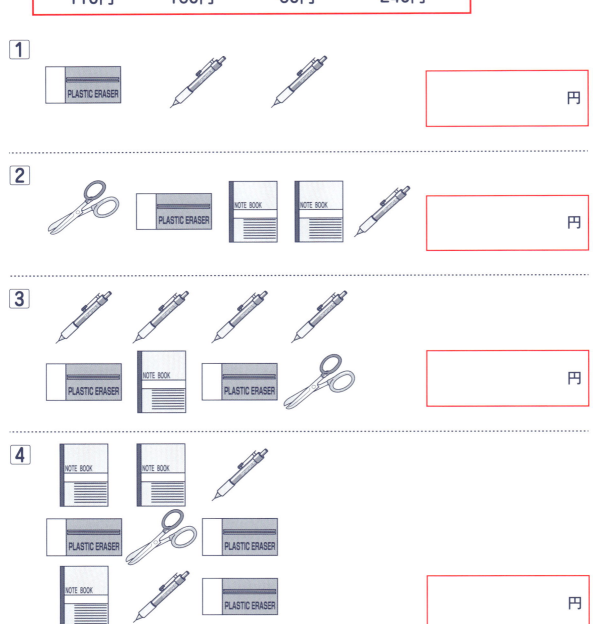

34日 天びんパズル

▶おもりの中の数字は、重さを表しています。同じ重さでつり合うように、おもりの中から数字を選び、□に書きましょう。

1

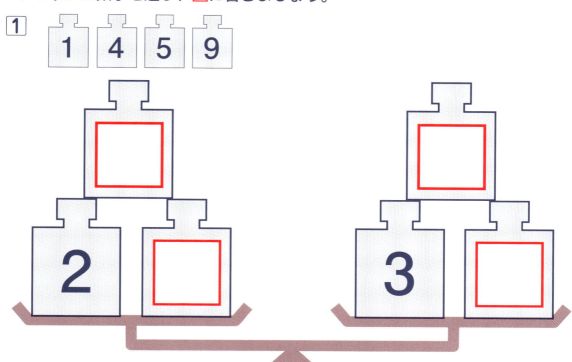

2

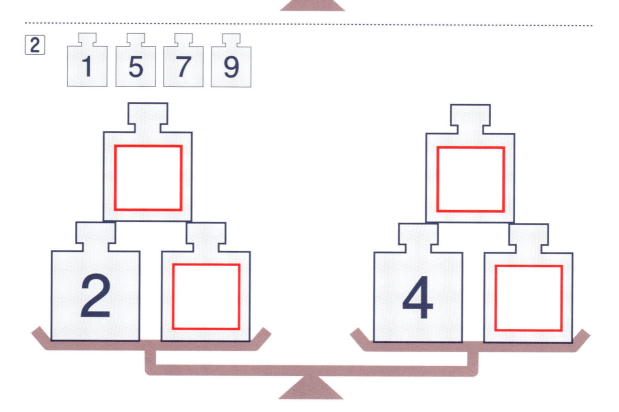

35日 ごちゃまぜ計算

正答 ／12問
答え→ P.132

▶計算をして、答えを数字で書きましょう。文字を数字で書いて計算してもOKです。

1. ジュウロク ＋ はちじゅうに ＝ ☐

2. サンジュウナナ － 二十七 ＋ よんじゅう ＝ ☐

3. ⚅ × 十五 ＝ ☐

4. よんじゅうはち ÷ サン ＝ ☐

5. 二 × じゅうなな ＝ ☐

6. 七十二 ÷ サンジュウロク ＝ ☐

7. 八十一 ÷ キュウ ＝ ☐

8. ⚄ ＋ 四十六 － サンジュウハチ ＝ ☐

9. にじゅうさん － ⚃ ＝ ☐

10. ろくじゅうに ＋ サンジュウゴ ＝ ☐

11. にじゅうはち ＋ 六十一 ＝ ☐

12. 四十二 － ジュウキュウ ＝ ☐

月　　日

36日 たし算ペア

正答　／6問

答え→P.132

▶ 2つの数をたすと100になるペアが3組あります。答えを□に書きましょう。

1

41	44	22	45	66	76
17	62	46	67	43	39
72	15	16	30	40	49
11	68	65	19	10	29
79	25	64	91	18	14
33	95	58	54	81	27

□と□

□と□

□と□

2

42	87	63	45	34	86
23	35	90	98	32	80
11	70	44	96	52	61
71	74	77	59	53	36
43	94	17	82	51	22
12	85	46	16	13	48

□と□

□と□

□と□

37日 数字絵 間違い探し

正答 /7問
答え→P.132

▶下の数字絵には、上と違っているところがあります。下の絵の間違いに○をつけましょう。間違いの数字ひとつずつについて1か所として数えてください。

ゾウ

間違い 7か所

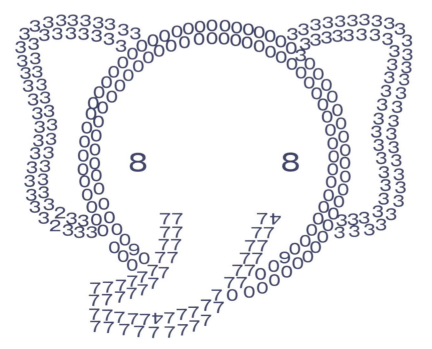

38日 星形パズル

▶例のように三角形の角の3つの数をたすと、真ん中の数になります。あいている○にあてはまる数を書きましょう。

例: 3＋5＋○＝10 なので○は2

1

2

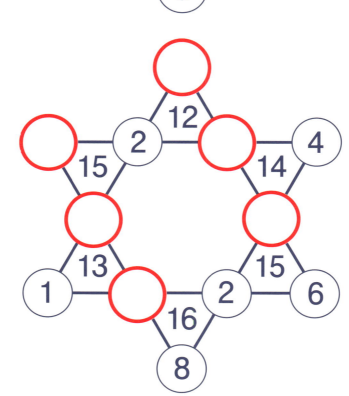

39日 迷路計算パズル

正答 ／6問
答え→ P.132

▶スタートからゴールまで、仕切りの開いているところを通り、左上の数字をたしたり、ひいたりして、マスに答えの数字を書いて進みましょう。

1 たし算

(スタート) 6	+29	+4
+6	+22	+8
+9	+15	+17 ゴール

2 たし算

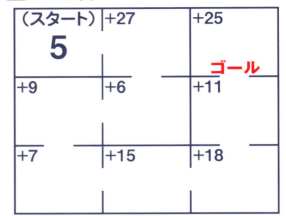

3 ひき算

(スタート) 107	−12	−9
−31	−8	−23
−4	−13	−5 ゴール

4 ひき算

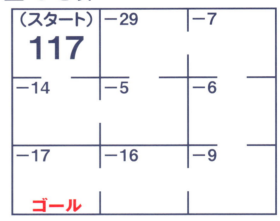

5 たし算・ひき算

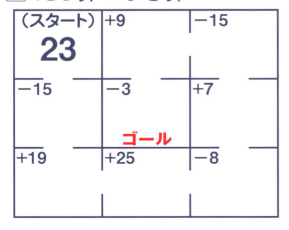

6 たし算・ひき算

(スタート) 6	+11	−9
−17	+21	+23
+4 ゴール	−8	−5

40日 そろばん計算パズル

※そろばんの見方は12ページ

▶そろばんの絵を見て、計算の答えを数字で書きましょう。数字をメモして計算してもOKです。

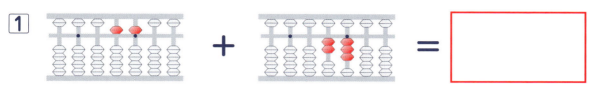
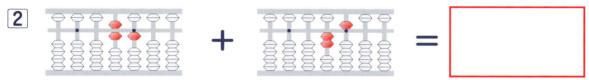
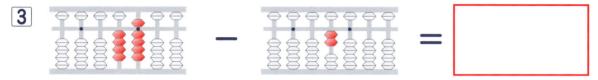
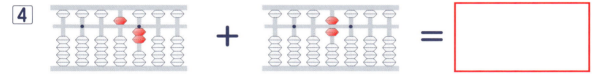
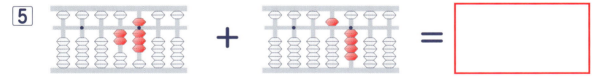
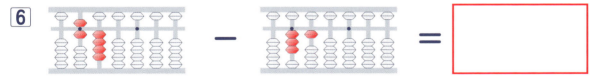
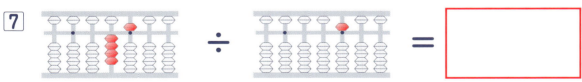
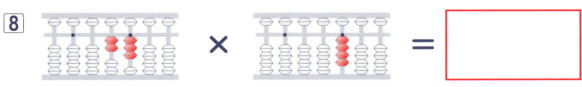

41日 カレンダー

▶カレンダーを見て、問いに答えましょう。

			5 月			
日	月	火	水	木	金	土
		1	2	3	4	5
6	7	8	9	10	11	12
13	14	15	16	17	18	19
20	21	22	23	24	㉕	26
27	28	29	30	31		

			6 月			
日	月	火	水	木	金	土
					1	2
3	[4]	5	6	7	8	9
10	11	12	13	14	15	16
17	18	19	20	21	22	23
24	25	26	27	28	29	30

1 □の日は○の日から何日後ですか。　　　　　　　日後

2 □の日と6月20日の間には何日ありますか。　　　　　　　日
（□の日と20日は日数に入れません。）

3 5月5日は6月15日より何日前ですか。　　　　　　　日前

			10 月			
日	月	火	水	木	金	土
	1	2	③	4	5	6
7	8	9	10	11	12	13
14	15	16	17	18	19	20
21	22	23	24	25	[26]	27
28	29	30	31			

4 10月21日は○の日から何日後ですか。　　　　　　　日後

5 10月30日から7日後は何月何日ですか。　　　　　　月　　　日

6 □の日から4週間後は何月何日ですか。　　　　　　月　　　日

42日 数字絵　間違い探し

正答　／8問

答え→P.133

▶下の数字絵には、上と違っているところがあります。下の絵の間違いに○をつけましょう。間違いの数字ひとつずつについて1か所として数えてください。

間違い 8か所

ひよこ

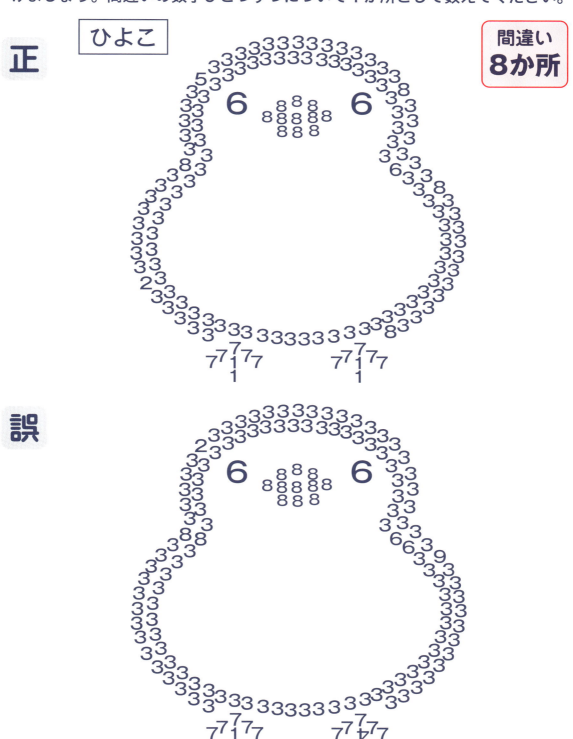

43日 時間の計算

時計 ▶ 下の時計を見て答えましょう。

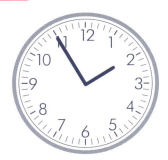

9 時間 15 分後は　　時　　分

5 時間 35 分前は　　時　　分

計算 ▶ 時間の筆算です。○時間○分と答えましょう。

1)　　2 時間 30 分
　＋　8 時間 27 分
　　　　時間　　分

2)　　11 時間 12 分
　＋　 1 時間 40 分
　　　　時間　　分

3)　　3 時間 37 分
　－　2 時間 6 分
　　　　時間　　分

4)　　17 時間 47 分
　－　14 時間 38 分
　　　　時間　　分

5)　　18 時間 19 分
　＋　 2 時間 34 分
　　　　時間　　分

6)　　17 時間 5 分
　－　10 時間 55 分
　　　　時間　　分

7)　　12 時間 55 分
　－　 1 時間 51 分
　　　　時間　　分

8)　　2 時間 55 分
　＋　2 時間 44 分
　　　　時間　　分

9)　　17 時間 28 分
　－　 4 時間 33 分
　　　　時間　　分

10)　　12 時間 59 分
　＋　 7 時間 53 分
　　　　時間　　分

月　日

44日 たし算ペア

正答　／6問

答え→ P.133

▶２つの数をたすと 90 になるペアが３組あります。答えを□に書きましょう。

1

65	7	82	37	71	47
23	4	62	35	2	10
20	76	34	33	17	1
28	31	41	21	68	46
61	30	9	64	16	60
5	72	12	69	48	15

□と□

□と□

□と□

2

75	9	24	62	64	44
7	22	80	8	78	89
84	43	54	15	83	29
40	39	19	67	65	5
58	31	14	11	30	23
27	18	86	17	88	87

□と□

□と□

□と□

45日 ごちゃまぜ計算

▶計算をして、答えを数字で書きましょう。文字を数字で書いて計算してもOKです。

1. はちじゅうきゅう － サンジュウヨン ＝

2. 二十四 ＋ ジュウナナ － 🎌 ＝

3. 五十二 － ニジュウサン ＝

4. 十三 × ゴ ＝

5. サンジュウサン ＋ 七十六 ＋ じゅういち ＝

6. サンジュウロク ÷ ⚂ ＝

7. よんじゅうさん ＋ 五十九 ＝

8. 十四 ＋ ハチジュウニ ＝

9. キュウジュウロク － ろくじゅうよん － 十 ＝

10. ニジュウゴ ＋ 四十一 ＝

11. サンジュウイチ × 四 ＝

12. ななじゅうに ÷ ハチ ＝

46日 天びんパズル

▶おもりの中の数字は、重さを表しています。同じ重さでつり合うように、おもりの中から数字を選び、□に書きましょう。

① 1 3 4 6 7 9

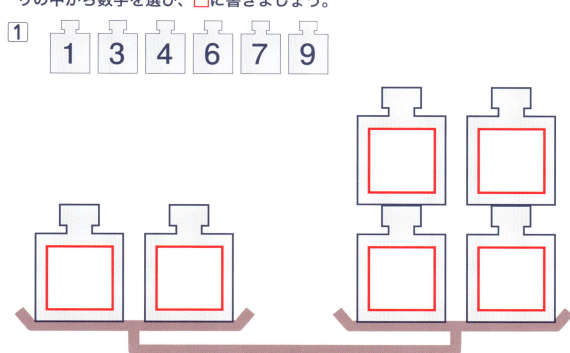

② 2 3 5 6 7 9

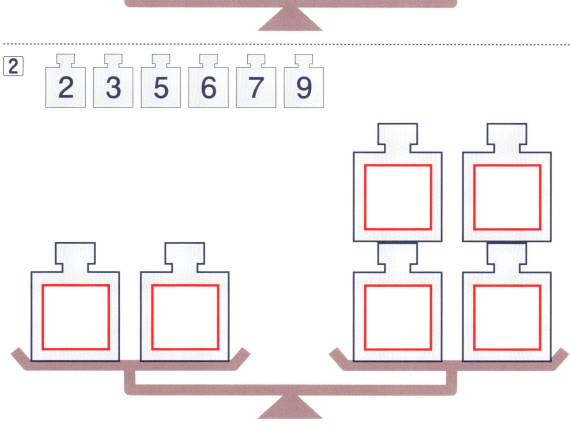

47日 迷路計算パズル

▶スタートからゴールまで、仕切りの開いているところを通り、左上の数字をたしたり、ひいたりして、マスに答えの数字を書いて進みましょう。

1 たし算

+16	+8	(スタート) 16
+3 ゴール	+15	+19
+4	+7	+26

2 たし算

+8	+2	(スタート) 6
+16 ゴール	+9	+24
+4	+7	+31

3 ひき算

−9	−35	(スタート) 120
−14	−8	−26
−6	−7	−5 ゴール

4 ひき算

−7	−3	(スタート) 105
−8	−23	−6
−28	−19 ゴール	−5

5 たし算・ひき算

−5	+9	(スタート) 19
−14	+17	+8
+15	+7	−12 ゴール

6 たし算・ひき算

−24	+4	(スタート) 37
−13	+15	−2
+16	−9 ゴール	+7

48日 フルーツたし算

▶ 1個あたりの値段をもとに、合計額を答えましょう。メモして計算してもOKです。

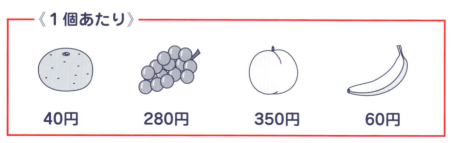

1 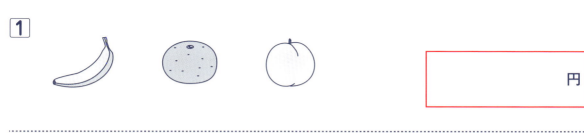 円

2 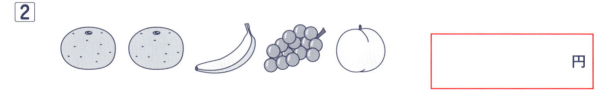 円

3 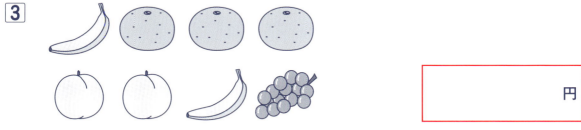 円

4 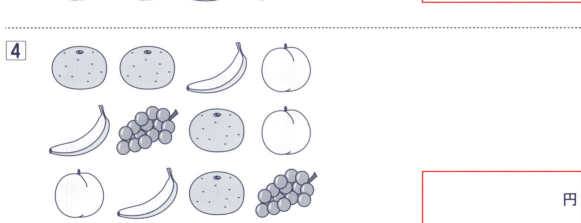 円

49日 星形パズル

正答 ／2問
答え→ P.134

▶ 例のように三角形の角の3つの数をたすと、真ん中の数になります。あいている○にあてはまる数を書きましょう。

1
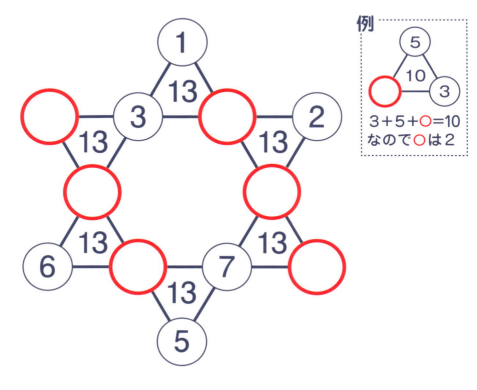

2
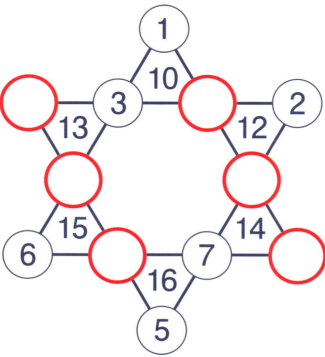

50日 数字絵 間違い探し

正答 /8問
答え→P.134

▶下の数字絵には、上と違っているところがあります。下の絵の間違いに○をつけましょう。間違いの数字ひとつずつについて1か所として数えてください。

間違い **8か所**

正

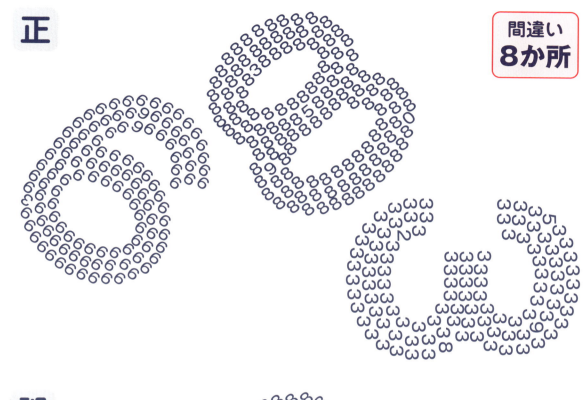

誤

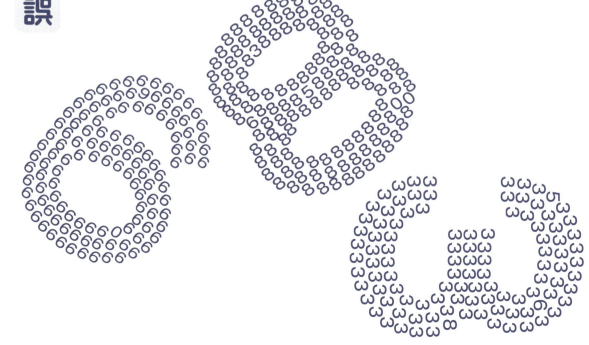

51日 ハチの巣パズル

正答 ／6問
答え→ P.134

▶隣どうしの○をたした数が、下の○に入ります。○にあてはまる数を書きましょう。

1
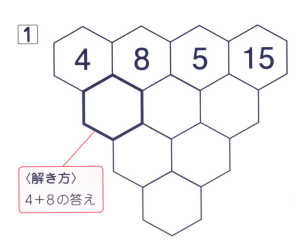
〈解き方〉
4＋8の答え

2
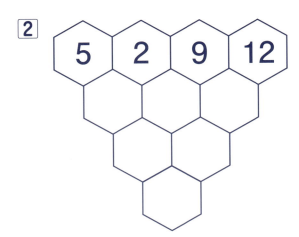

3
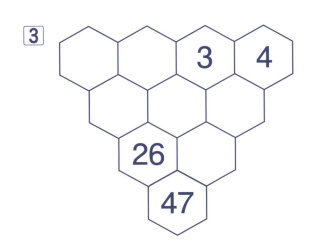

4
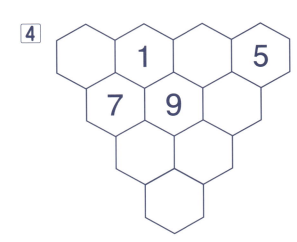

5
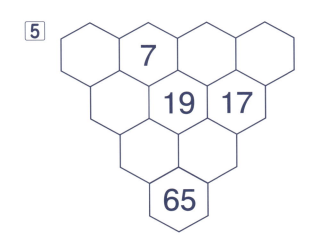

6
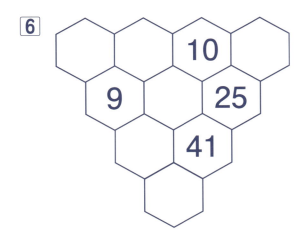

52日 お金パズル

月　日

正答 ／2問

答え→ P.134

▶ イラストを見て、合計額を答えましょう。メモして計算しても OK です。

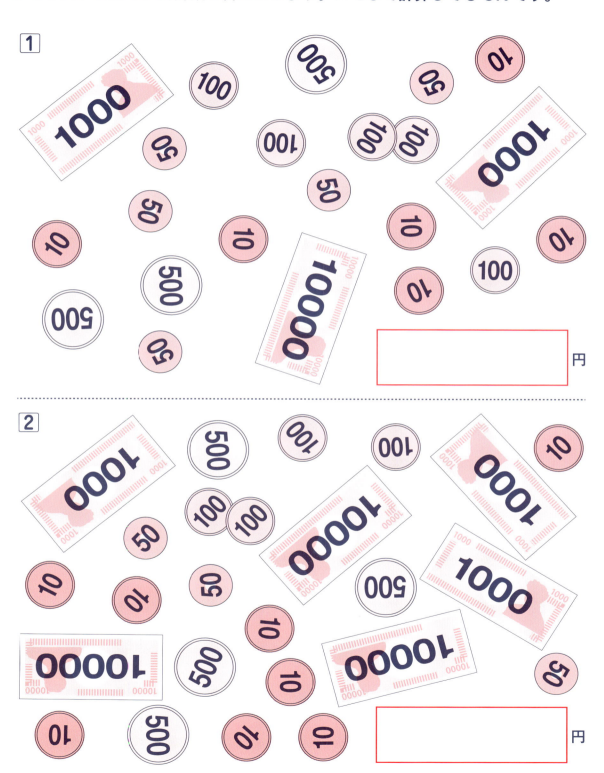

1

　　　　　　　　　　　　　　　　　円

2

　　　　　　　　　　　　　　　　　円

53日 そろばん計算パズル

▶そろばんの絵を見て、計算の答えを数字で書きましょう。数字をメモして計算してもOKです。

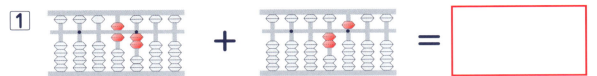

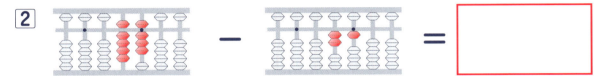

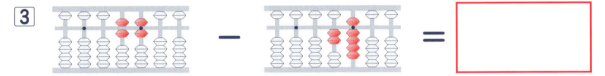

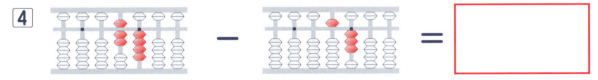

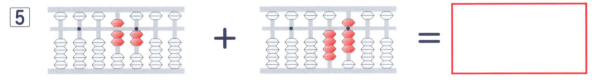

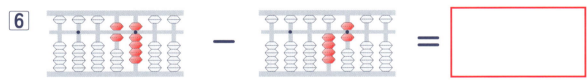

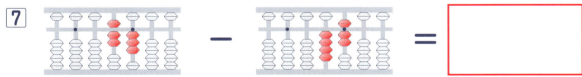

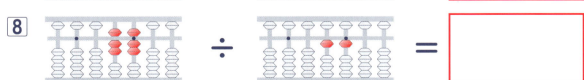

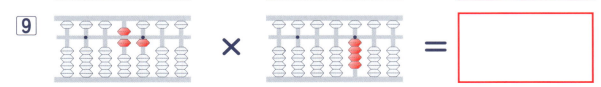

54日 魔方陣　※解き方は11ページ

▶ 縦・横・斜めにたした数の合計がそれぞれ 21 になるように、□にあてはまる数を書きましょう。

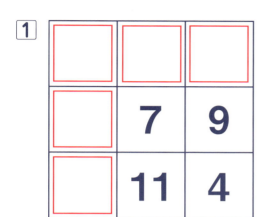

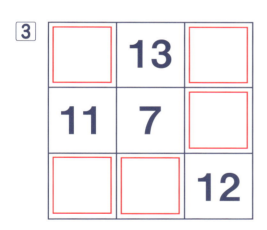

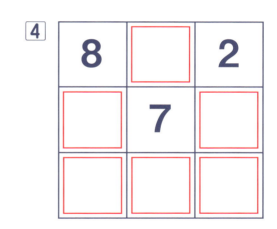

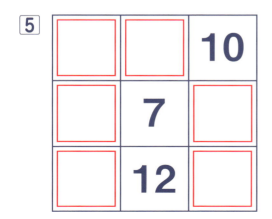

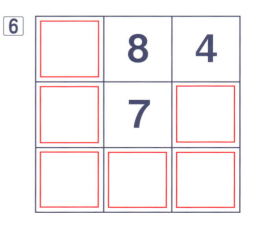

55日 ごちゃまぜ計算

▶計算をして、答えを数字で書きましょう。文字を数字で書いて計算してもOKです。

1. ハチジュウイチ ＋ さんじゅうきゅう ＝

2. 七十二 ÷ ⚂ ＝

3. 六十一 － ⚄ ＝

4. 八 ＋ サンジュウイチ ＝

5. はちじゅうに － ヨンジュウ ＋ 七十五 ＝

6. じゅう × 十一 ＝

7. 二十七 ＋ じゅうさん ＋ ⚂ ＝

8. ろくじゅうよん － 二十三 ＝

9. ヨンジュウニ ÷ ⚅ ＝

10. じゅうに × ヨン ＝

11. 五十四 ÷ きゅう ＝

12. 三十七 － ニジュウニ ＋ じゅうろく ＝

56日 迷路計算パズル

正答　／6問
答え→ P.134

▶ スタートからゴールまで、仕切りの開いているところを通り、左上の数字をたしたり、ひいたりして、マスに答えの数字を書いて進みましょう。

① たし算

② たし算

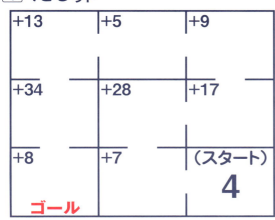
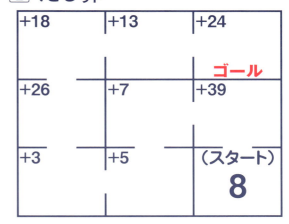

③ ひき算

④ ひき算

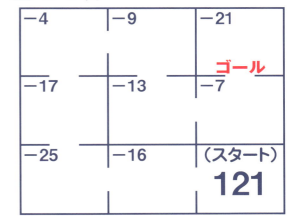
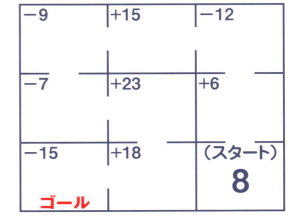

⑤ たし算・ひき算

⑥ たし算・ひき算

57日 たし算ペア

▶ 2つの数をたすと 90 になるペアが3組あります。答えを□に書きましょう。

1

10	33	60	21	43	20
1	18	9	49	67	39
13	46	5	16	12	71
3	2	73	19	24	72
75	58	29	31	22	64
34	80	6	82	7	37

☐ と ☐

☐ と ☐

☐ と ☐

2

5	83	37	11	4	24
74	23	61	42	71	47
32	13	30	39	70	62
56	35	51	9	44	17
2	1	26	8	73	38
49	80	79	33	54	87

☐ と ☐

☐ と ☐

☐ と ☐

58日 天びんパズル

▶おもりの中の数字は、重さを表しています。同じ重さでつり合うように、おもりの中から数字を選び、□に書きましょう。

1

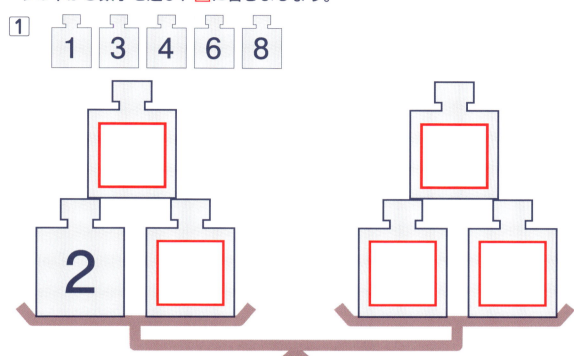

2

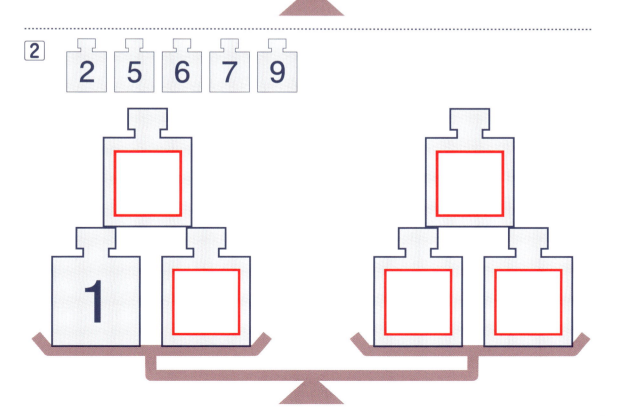

59日 数字絵 間違い探し

正答 /8問
答え→ P.135

▶下の数字絵には、上と違っているところがあります。下の絵の間違いに○をつけましょう。間違いの数字ひとつずつについて1か所として数えてください。

正 　雪だるま

間違い 8か所

誤

60日 星形パズル

▶例のように三角形の角の3つの数をたすと、真ん中の数になります。あいている〇にあてはまる数を書きましょう。

1

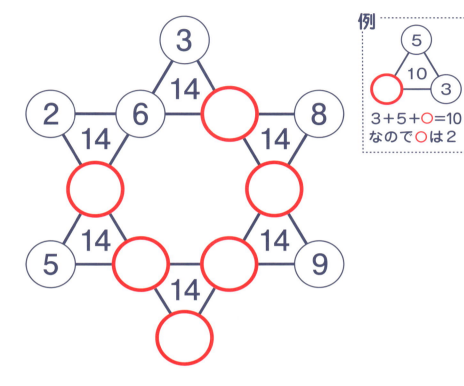

2

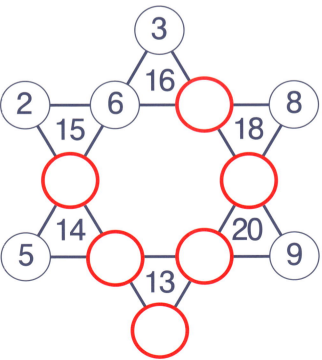

61日 カレンダー

▶カレンダーを見て、問いに答えましょう。

			2月			
日	月	火	水	木	金	土
					1	2
3	4	5	6	7	8	9
10	11	12	13	14	15	16
⑰	18	19	20	21	22	23
24	25	26	27	28		

			3月			
日	月	火	水	木	金	土
					1	2
3	4	☐5	6	7	8	9
10	11	12	13	14	15	16
17	18	19	20	21	22	23
24/31	25	26	27	28	29	30

① ○の日と□の日の間には何日ありますか。　　　　　日
　（○の日と□の日は日数に入れません。）

② □の日は3月23日より何日前ですか。　　　　　日前

③ 2月7日は3月25日より何日前ですか。　　　　　日前

			8月			
日	月	火	水	木	金	土
				1	2	3
4	5	6	7	8	9	⑩
11	12	13	14	15	16	17
18	19	20	21	22	23	24
25	26	27	28	29	30	31

④ ○の日から2週間後は何月何日ですか。　　　月　　日

⑤ ○の日から23日後は何月何日ですか。　　　月　　日

⑥ 翌月の第2金曜日は何月何日ですか。　　　月　　日

62日 文具たし算

▶ 1個あたりの値段をもとに、合計額を答えましょう。メモして計算してもOKです。

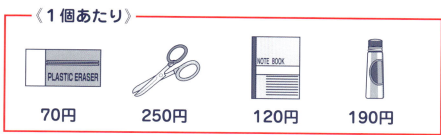

《1個あたり》
- 70円
- 250円
- 120円
- 190円

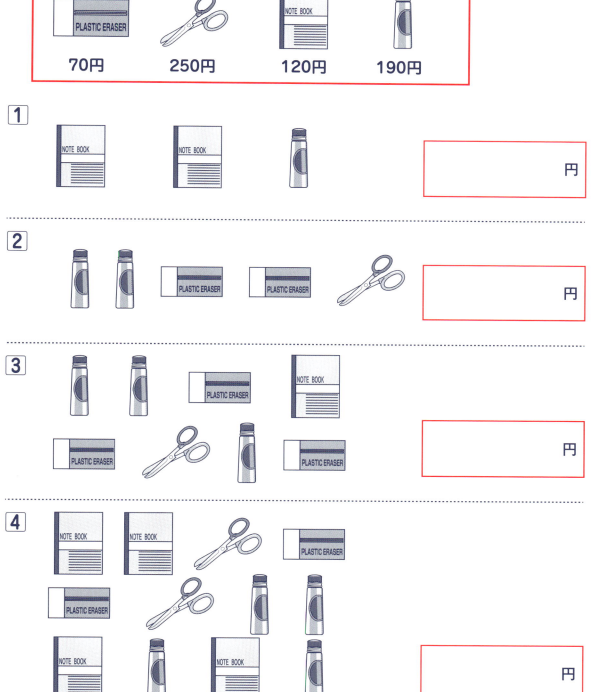

1　□円

2　□円

3　□円

4　□円

63日 ハチの巣パズル

▶隣どうしの〇をたした数が、下の〇に入ります。〇にあてはまる数を書きましょう。

1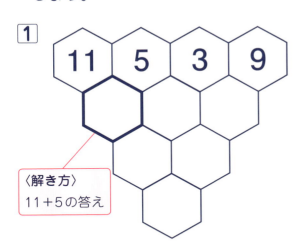
〈解き方〉
11＋5の答え

2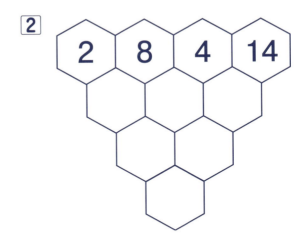

3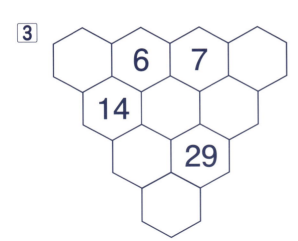

4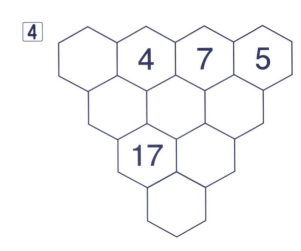

5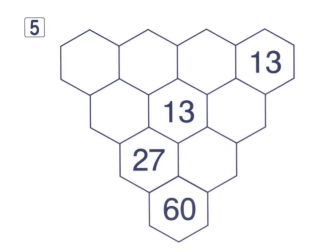

6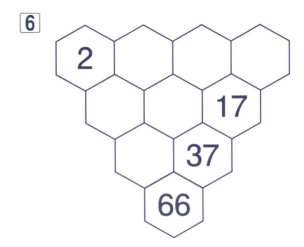

64日 ごちゃまぜ計算

▶計算をして、答えを数字で書きましょう。文字を数字で書いて計算してもOKです。

1. はちじゅういち － ナナジュウヨン ＝

2. サンジュウイチ － 八 ＝

3. ご × ニジュウロク ＝

4. 五十一 － じゅういち ＋ ⚂ ＝

5. じゅうなな ＋ キュウジュウサン － 八十二 ＝

6. はちじゅうよん ÷ ⚃ ＝

7. ななじゅうさん ＋ ヨンジュウゴ ＝

8. キュウジュウイチ ÷ 七 ＝

9. 十五 ＋ ハチジュウサン － ⚅ ＝

10. 六十 ÷ じゅうに ＝

11. ジュウキュウ × 九 ＝

12. ヨンジュウニ － じゅうろく ＝

65日 たしŰペア

月　日

正答　／6問

答え→P.136

▶ 2つの数をたすと80になるペアが3組あります。答えを□に書きましょう。

1

66	73	6	13	78	23
10	14	21	48	69	45
24	15	68	37	61	39
33	71	79	30	20	55
26	5	72	22	17	38
62	77	18	64	29	41

□と□

□と□

□と□

2

70	42	8	11	20	27
17	26	39	15	24	30
66	78	49	61	77	54
68	6	19	48	67	4
16	23	29	33	73	55
46	44	18	9	28	31

□と□

□と□

□と□

66日 迷路計算パズル

▶スタートからゴールまで、仕切りの開いているところを通り、左上の数字をたしたり、ひいたりして、マスに答えの数字を書いて進みましょう。

① たし算

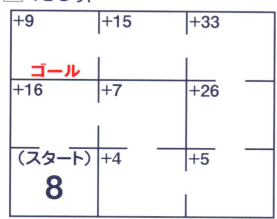

② たし算

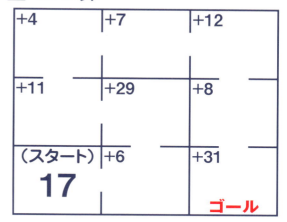

③ ひき算

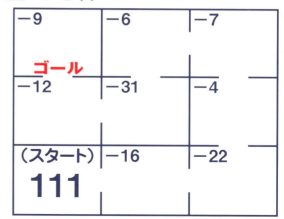

④ ひき算

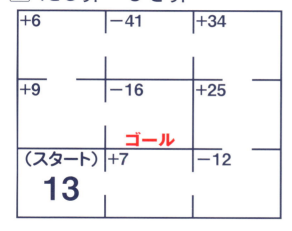

⑤ たし算・ひき算

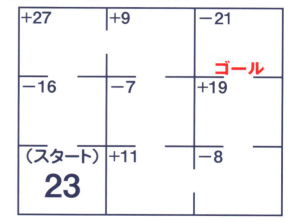

⑥ たし算・ひき算

67日 倍数探し

▶ 7でわりきれる数（7の倍数）が5つあります。答えを□に書きましょう。

1

8	20	26	90	32	1
14	12	52	75	78	15
36	25	35	81	91	56
72	84	10	76	29	66
47	51	11	58	65	41
3	4	34	54	59	50

2

36	19	17	62	85	92
47	97	63	98	9	43
39	96	2	49	68	61
42	18	24	80	38	25
69	65	82	12	22	28
8	26	32	90	59	37

68日 数字絵　間違い探し

月　日

正答　／9問

答え→ P.136

▶下の数字絵には、上と違っているところがあります。下の絵の間違いに○をつけましょう。間違いの数字ひとつずつについて1か所として数えてください。

ぶた

間違い **9か所**

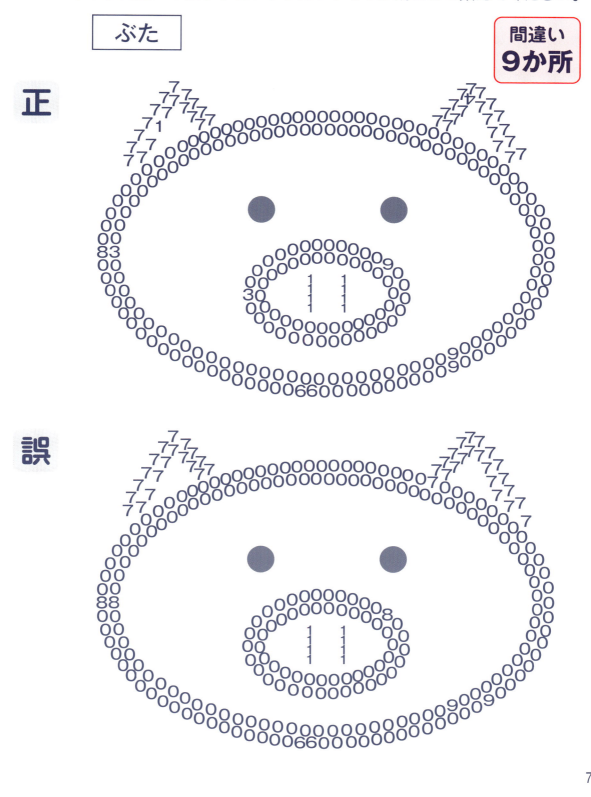

69日 星形パズル

▶例のように三角形の角の3つの数をたすと、真ん中の数になります。あいている○にあてはまる数を書きましょう。

1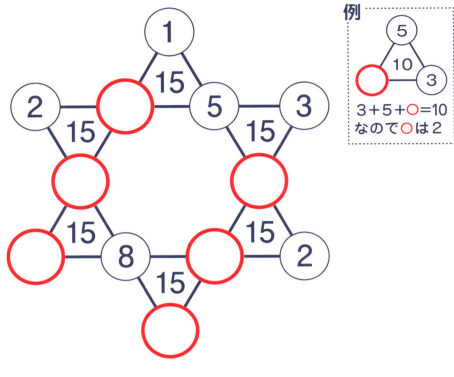

2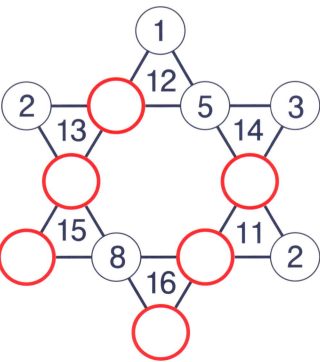

70日 そろばん計算パズル

※そろばんの見方は12ページ

▶そろばんの絵を見て、計算の答えを数字で書きましょう。数字をメモして計算してもOKです。

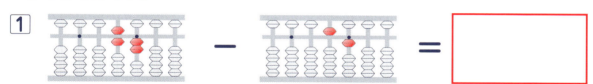

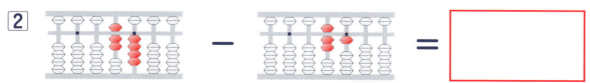

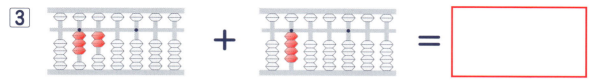

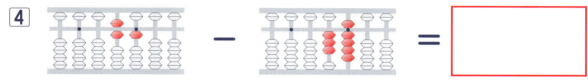

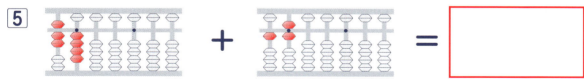

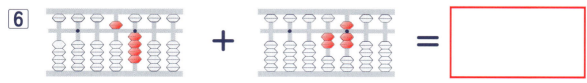

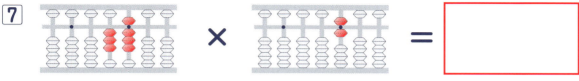

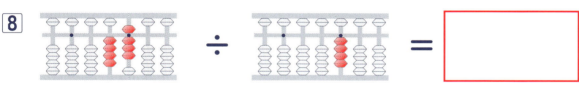

71日 天びんパズル

▶おもりの中の数字は、重さを表しています。同じ重さでつり合うように、おもりの中から数字を選び、□に書きましょう。

1

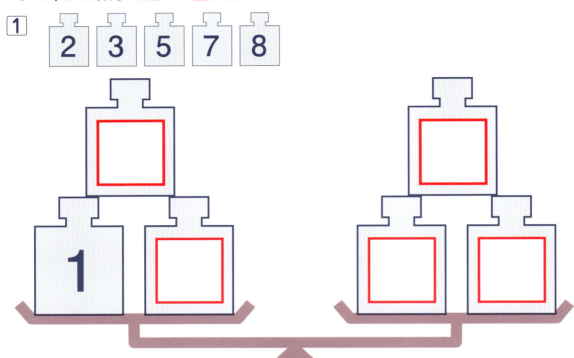

2

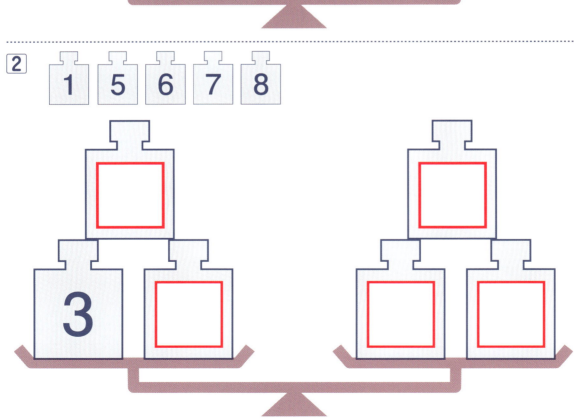

72日 時間の計算

時計 ▶ 下の時計を見て答えましょう。

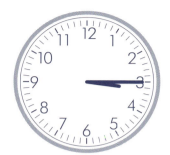

3 時間 55 分後は　　時　　分

1 時間 35 分前は　　時　　分

計算 ▶ 時間のたし算、ひき算です。○時間○分と答えましょう。

1　1 時間 23 分 ＋ 14 時間 35 分 ＝　　時間　　分

2　2 時間 29 分 ＋ 19 時間 8 分 ＝　　時間　　分

3　5 時間 23 分 － 1 時間 21 分 ＝　　時間　　分

4　11 時間 46 分 － 6 時間 25 分 ＝　　時間　　分

5　14 時間 42 分 ＋ 13 時間 19 分 ＝　　時間　　分

6　19 時間 34 分 － 18 時間 15 分 ＝　　時間　　分

7　18 時間 5 分 － 13 時間 57 分 ＝　　時間　　分

8　18 時間 5 分 ＋ 15 時間 57 分 ＝　　時間　　分

9　16 時間 45 分 － 7 時間 56 分 ＝　　時間　　分

10　18 時間 16 分 ＋ 15 時間 40 分 ＝　　時間　　分

73日 ハチの巣パズル

▶隣どうしの○をたした数が、下の○に入ります。○にあてはまる数を書きましょう。

1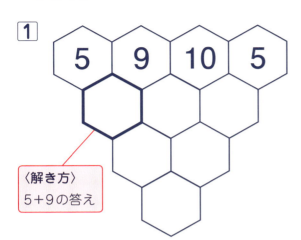
〈解き方〉 5+9の答え

2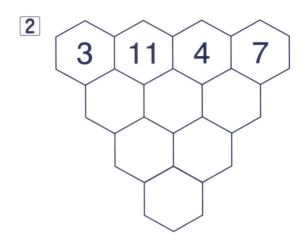

3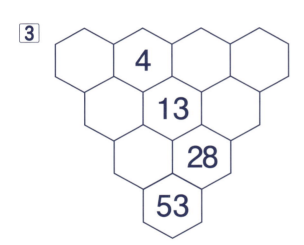

4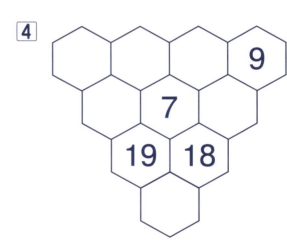

5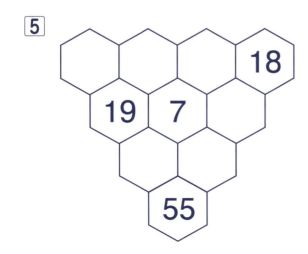

6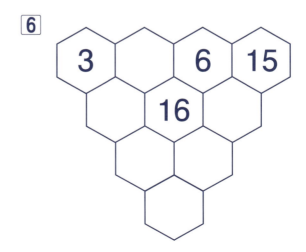

74日 お金パズル

▶ イラストを見て、合計額を答えましょう。メモして計算しても OK です。

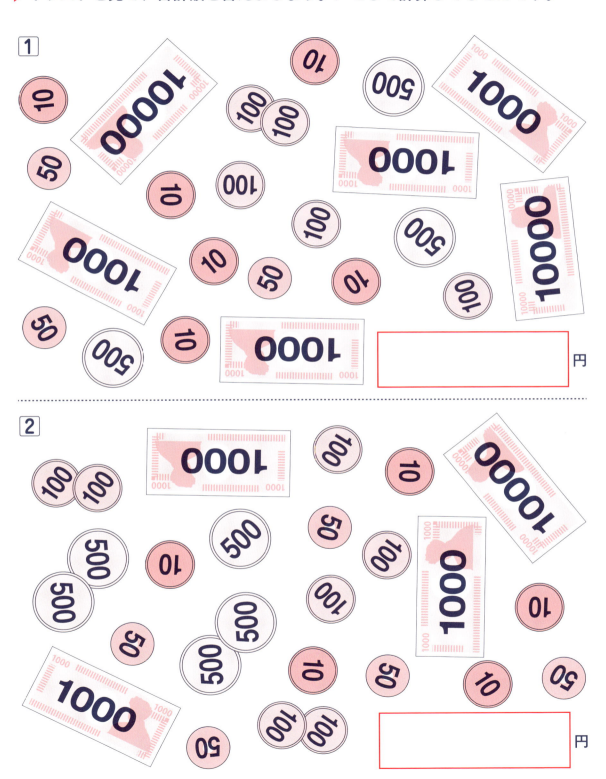

75日 迷路計算パズル

▶スタートからゴールまで、仕切りの開いているところを通り、左上の数字をたしたり、ひいたりして、マスに答えの数字を書いて進みましょう。

1 たし算

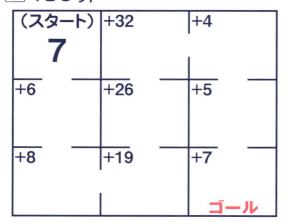

2 たし算

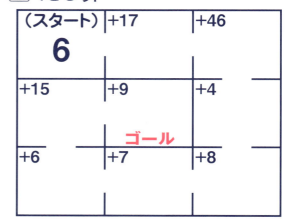

3 ひき算

(スタート)	−19	−26
123		ゴール
−8	−16	−17
−15	−3	−4

4 ひき算

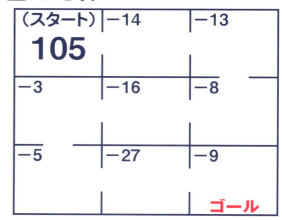

5 たし算・ひき算

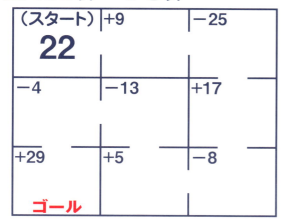

6 たし算・ひき算

(スタート)	−8	+21
18		
+11	−14	−16
+15	−7	+4
ゴール		

月　日

76日 たし算ペア

正答 ／6問

答え→ P.137

▶ 2つの数をたすと 80 になるペアが3組あります。答えを□に書きましょう。

1

14	25	47	20	27	57
35	11	31	67	76	28
46	30	37	72	7	56
54	17	52	59	5	43
74	16	78	19	29	10
39	15	9	44	63	62

□と□

□と□

□と□

2

70	32	28	18	42	65
59	63	9	34	64	49
33	7	23	51	72	3
41	22	67	30	55	19
31	79	43	4	12	27
13	2	20	15	11	35

□と□

□と□

□と□

77日 数字絵 間違い探し

正答 /9問
答え→ P.137

▶下の数字絵には、上と違っているところがあります。下の絵の間違いに○をつけましょう。間違いの数字ひとつずつについて1か所として数えてください。

間違い **9か所**

正

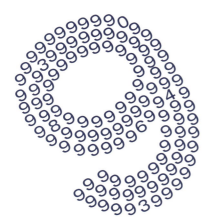
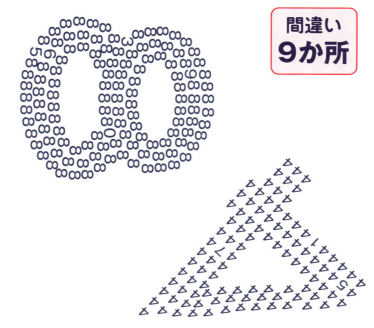

誤

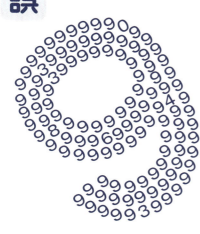
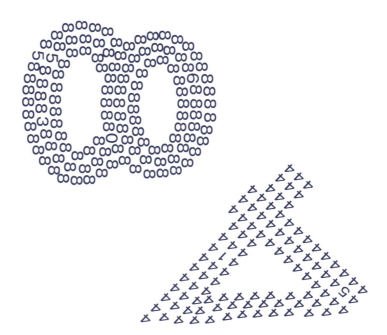

78日 カレンダー

月　日

正答　／6問
答え→ P.137

▶カレンダーを見て、問いに答えましょう。

	5月					
日	月	火	水	木	金	土
			1	2	3	4
5	6	7	8	9	10	11
12	13	14	15	16	17	18
19	20	21	22	23	24	25
[26]	27	28	29	30	31	

	6月					
日	月	火	水	木	金	土
						1
2	3	4	5	6	7	8
9	10	11	12	13	14	(15)
16	17	18	19	20	21	22
23/30	24	25	26	27	28	29

① □の日は○の日より何日前ですか。　　　　　日前

② □の日は5月4日から何日後ですか。　　　　　日後

③ 5月9日は6月19日より何日前ですか。　　　　　日前

	1月					
日	月	火	水	木	金	土
		1	2	3	4	5
6	7	8	(9)	10	11	12
13	14	15	16	17	18	19
20	21	22	23	24	25	26
27	28	29	30	31		

④ 1月16日より8日前は何月何日ですか。　　　月　　　日

⑤ ○の日から29日後は何月何日ですか。　　　月　　　日

⑥ 翌月の第4土曜日は何月何日ですか。　　　月　　　日

79日 ごちゃまぜ計算

▶計算をして、答えを数字で書きましょう。文字を数字で書いて計算してもOKです。

1. ゴジュウロク ÷ 七 =

2. 二十七 ÷ さん =

3. 三十四 × に =

4. じゅうろく － 九 =

5. ごじゅうご ＋ 🎴 ＋ サンジュウナナ =

6. ナナジュウニ － 三十六 － にじゅうさん =

7. よんじゅうご ÷ サン =

8. 五 × じゅうよん =

9. 五十三 ＋ ジュウナナ ＋ はちじゅうさん =

10. ジュウハチ ＋ ろく － ⚃ =

11. にじゅういち × 八 =

12. 四十五 － ジュウニ =

80日 魔方陣 ※解き方は11ページ

正答 ／6問
答え→P.137

▶ 縦・横・斜めにたした数の合計がそれぞれ **24** になるように、□にあてはまる数を書きましょう。

1
		9
6	8	
	12	

2
	8	
11	4	9

3
	3	
	8	7
5		

4
13		
	8	15

5
	11	
	8	
12		

6
	8	
3	14	

81日 星形パズル

▶例のように三角形の角の3つの数をたすと、真ん中の数になります。あいている○にあてはまる数を書きましょう。

1

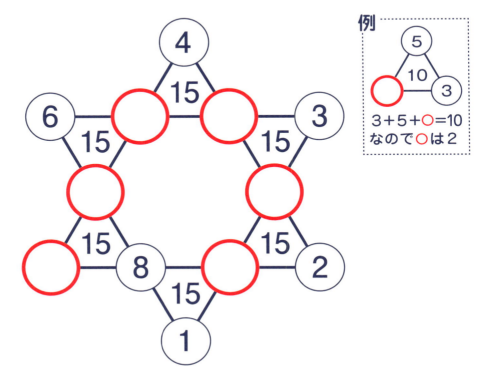

例: 3+5+○=10 なので○は2

2

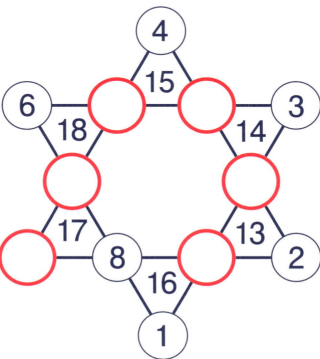

82日 天びんパズル

▶おもりの中の数字は、重さを表しています。同じ重さでつり合うように、おもりの中から数字を選び、□に書きましょう。

1

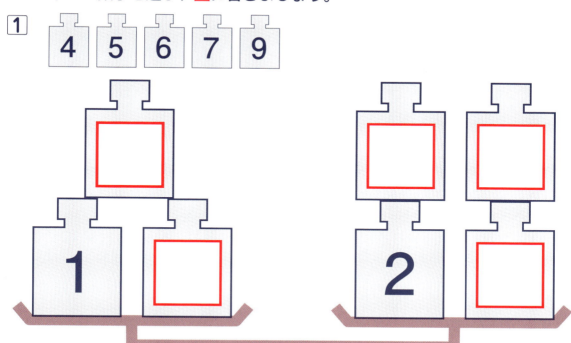

2

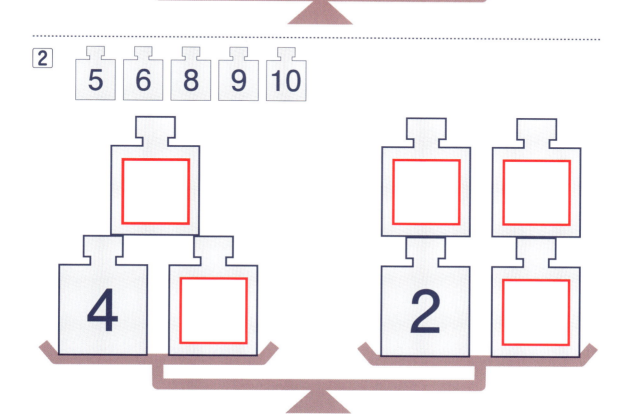

83日 時間の計算

時計 ▶ 下の時計を見て答えましょう。

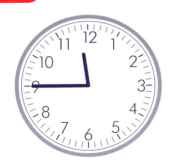

10 時間 25 分後は　　　時　　　分

5 時間 50 分前は　　　時　　　分

計算 ▶ 時間の筆算です。○時間○分と答えましょう。

1.　　9 時間 24 分
　＋　6 時間 19 分
　　　　時間　　分

2.　　18 時間 42 分
　＋　18 時間　8 分
　　　　時間　　分

3.　　11 時間 52 分
　－　10 時間 44 分
　　　　時間　　分

4.　　18 時間 38 分
　－　11 時間 11 分
　　　　時間　　分

5.　　4 時間 38 分
　＋　19 時間 52 分
　　　　時間　　分

6.　　5 時間　4 分
　－　3 時間 14 分
　　　　時間　　分

7.　　11 時間 18 分
　－　1 時間 25 分
　　　　時間　　分

8.　　10 時間 22 分
　＋　17 時間 44 分
　　　　時間　　分

9.　　11 時間 44 分
　－　4 時間 51 分
　　　　時間　　分

10.　　3 時間 25 分
　＋　8 時間 35 分
　　　　時間　　分

84日 迷路計算パズル

▶スタートからゴールまで、仕切りの開いているところを通り、左上の数字をたしたり、ひいたりして、マスに答えの数字を書いて進みましょう。

1 たし算　　　　　　　　　2 たし算

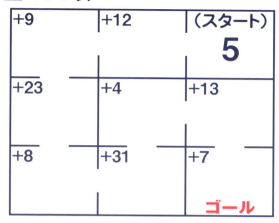
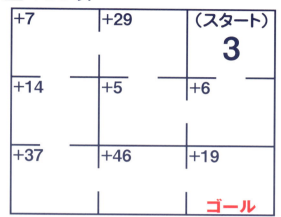

3 ひき算　　　　　　　　　4 ひき算

5 たし算・ひき算　　　　　6 たし算・ひき算

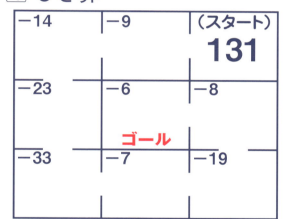

85日 数字絵 間違い探し

正答 /9問
答え→P.138

▶下の数字絵には、上と違っているところがあります。下の絵の間違いに○をつけましょう。間違いの数字ひとつずつについて1か所として数えてください。

あひる

間違い **9か所**

正

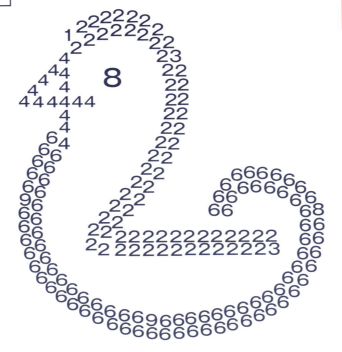

誤

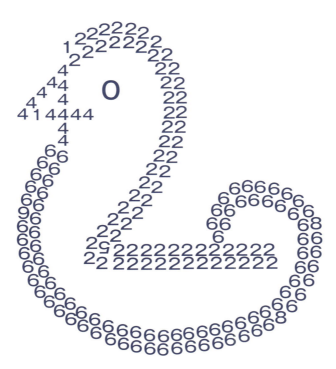

86日 ハチの巣パズル

正答 ／6問
答え→ P.138

▶隣どうしの◯をたした数が、下の◯に入ります。◯にあてはまる数を書きましょう。

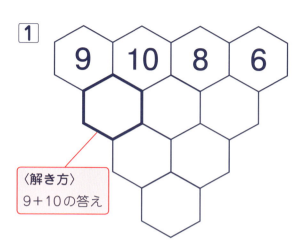

〈解き方〉
9＋10の答え

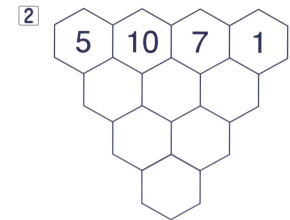

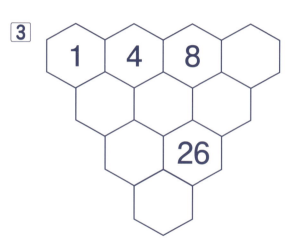

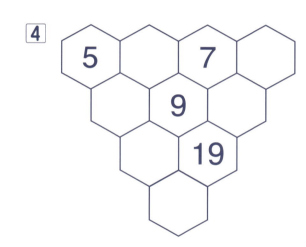

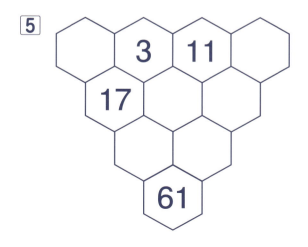

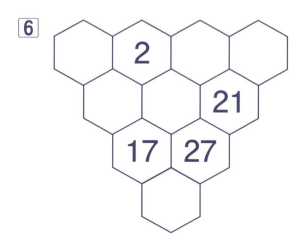

87 フルーツたし算

▶ 1個あたりの値段をもとに、合計額を答えましょう。メモして計算してもOKです。

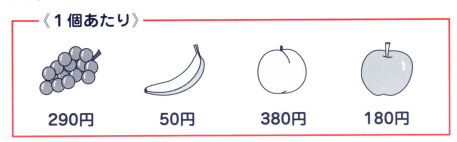

1
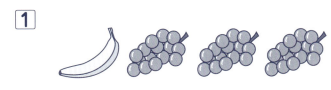
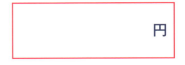

2
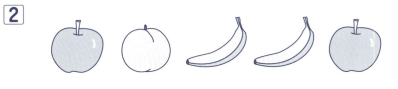
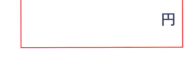

3
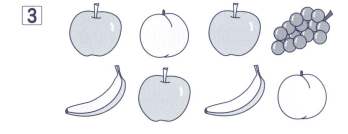
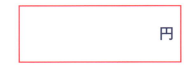

4
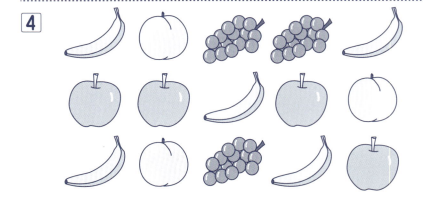

月　日

88日 たし算ペア

正答　／6問

答え→ P.138

▶ 2つの数をたすと110になるペアが3組あります。答えを□に書きましょう。

1

87	90	11	33	24	54
25	84	45	71	75	80
12	89	92	49	19	67
13	78	15	43	27	34
81	96	41	29	40	72
14	79	16	62	66	22

□と□

□と□

□と□

2

77	34	13	18	88	28
39	59	23	72	93	26
17	64	60	27	62	67
53	44	25	68	12	21
24	56	99	91	82	41
49	31	80	79	45	95

□と□

□と□

□と□

89日 ごちゃまぜ計算

正答 /12問
答え→P.139

▶計算をして、答えを数字で書きましょう。文字を数字で書いて計算してもOKです。

1. じゅう － ハチ =

2. じゅうさん ＋ 五十 － ヨンジュウニ =

3. サンジュウロク ÷ 九 =

4. ⚃ × じゅうなな =

5. ナナジュウサン ＋ 十六 ＋ ● =

6. にじゅういち ＋ サンジュウハチ － 五十八 =

7. ⚁ × 二十六 =

8. よんじゅうはち － ジュウキュウ =

9. じゅうはち ÷ ロク =

10. じゅうに ＋ 二十三 ＋ サンジュウヨン =

11. 三十二 × ご =

12. 六十三 － にじゅうなな － ⚂ =

90日 迷路計算パズル

正答 ／6問
答え→ P.139

▶ スタートからゴールまで、仕切りの開いているところを通り、左上の数字をたしたり、ひいたりして、マスに答えの数字を書いて進みましょう。

1 たし算

+13	+28	+5
+7 (ゴール)	+16	+11
+9	+24	(スタート) 15

2 たし算

+21	+4	+46
+8	+15	+6 (ゴール)
+19	+9	(スタート) 7

3 ひき算

−18	−37	−3
−15	−5	−14
−8 (ゴール)	−24	(スタート) 142

4 ひき算

−42	−4	−13
−19	−17	−25 (ゴール)
−5	−16	(スタート) 146

5 たし算・ひき算

−4	+29	+11
+8	−12	−13
−21	+9 (ゴール)	(スタート) 16

6 たし算・ひき算

−11	−28	+35
−27 (ゴール)	+29	−21
−8	+13	(スタート) 26

91日 星形パズル

▶例のように三角形の角の3つの数をたすと、真ん中の数になります。あいている○にあてはまる数を書きましょう。

1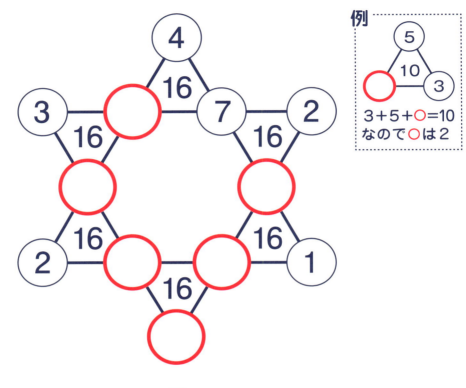

例: 3＋5＋○＝10 なので○は2

2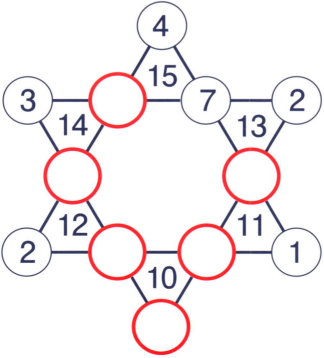

92日 倍数探し

▶ 8でわりきれる数（8の倍数）が5つあります。答えを□に書きましょう。

1

74	17	5	88	46	93
78	20	81	83	76	15
43	72	64	84	35	53
92	65	14	2	10	23
95	19	42	58	61	45
80	18	8	94	67	30

2

35	13	20	51	81	17
16	76	45	50	22	15
58	73	32	86	63	96
65	14	18	24	4	69
61	56	28	19	68	6
31	70	98	37	75	55

93日 数字絵 間違い探し

正答 ／10問
答え→ P.139

▶下の数字絵には、上と違っているところがあります。下の絵の間違いに○をつけましょう。間違いの数字ひとつずつについて1か所として数えてください。

正 　サル

間違い 10か所

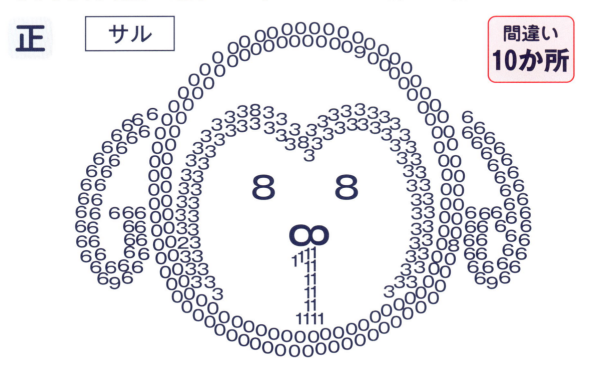

誤

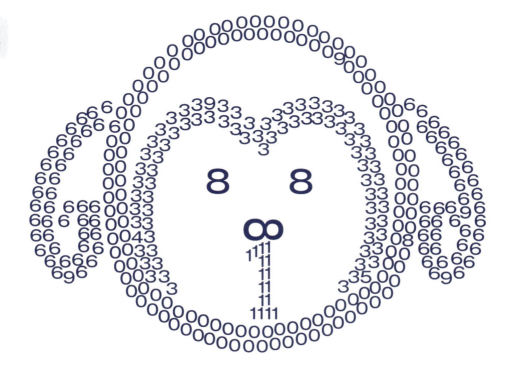

94日 天びんパズル

▶おもりの中の数字は、重さを表しています。同じ重さでつり合うように、おもりの中から数字を選び、□に書きましょう。

1

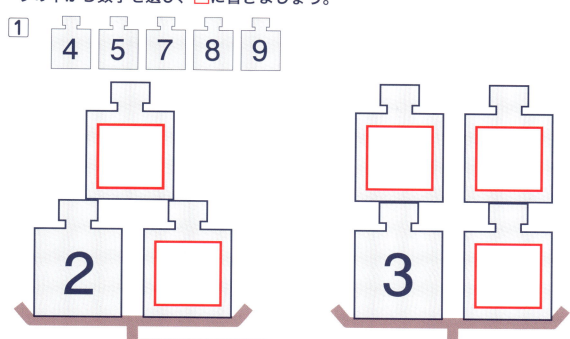

2

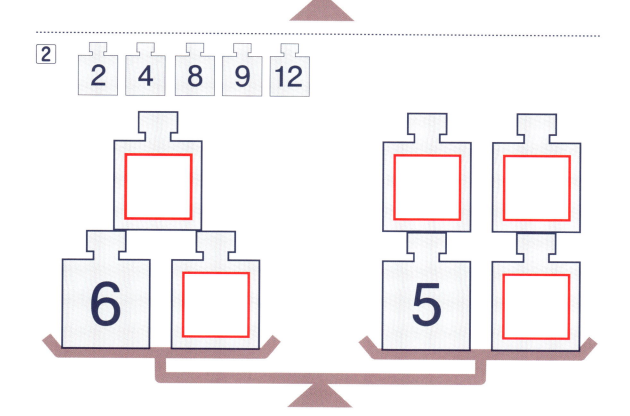

95日 お金パズル

▶ イラストを見て、合計額を答えましょう。メモして計算しても OK です。

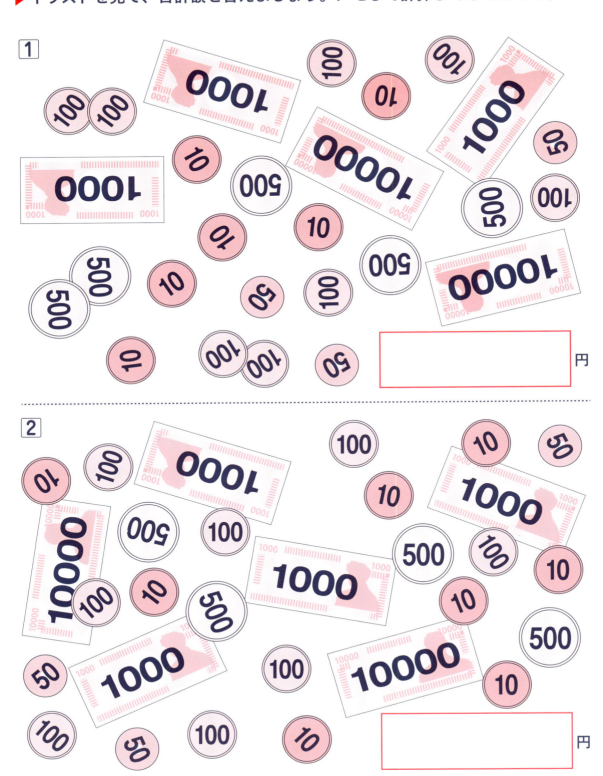

96日 カレンダー

▶カレンダーを見て、問いに答えましょう。

			9月			
日	月	火	水	木	金	土
1	2	3	4	5	6	7
8	9	10	11	12	13	14
15	16	17	18	19	20	21
22	23	24	㉕	26	27	28
29	30					

			10月			
日	月	火	水	木	金	土
		1	2	3	4	5
6	7	8	[9]	10	11	12
13	14	15	16	17	18	19
20	21	22	23	24	25	26
27	28	29	30	31		

1 □の日は○の日から何日後ですか。　　　日後

2 9月20日と□の日の間には何日ありますか。　　　日
　（9月20日と□の日は日数に入れません。）

3 9月2日と10月29日の間には何日ありますか。　　　日
　（9月2日と10月29日は日数に入れません。）

			4月			
日	月	火	水	木	金	土
	1	2	3	4	5	6
7	8	9	10	11	12	13
14	15	16	17	[18]	19	20
21	22	23	24	25	26	27
28	29	30				

4 □の日から3週間後は何月何日ですか。　　　月　　日

5 5月20日は□の日から何日後ですか。　　　日後

6 翌月の第2月曜日は何月何日ですか。　　　月　　日

97日 時間の計算

時計 ▶ 下の時計を見て答えましょう。

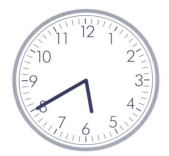

4 時間 25 分後は　　　時　　　分

3 時間 15 分前は　　　時　　　分

計算 ▶ 時間のたし算、ひき算です。○時間○分と答えましょう。

1. 3 時間 21 分 ＋ 6 時間 33 分 ＝　　　時間　　　分
2. 1 時間 31 分 ＋ 6 時間 25 分 ＝　　　時間　　　分
3. 6 時間 12 分 ― 2 時間 11 分 ＝　　　時間　　　分
4. 14 時間 32 分 ― 9 時間 14 分 ＝　　　時間　　　分
5. 16 時間 33 分 ＋ 11 時間 35 分 ＝　　　時間　　　分
6. 12 時間 7 分 ― 5 時間 22 分 ＝　　　時間　　　分
7. 7 時間 49 分 ― 3 時間 55 分 ＝　　　時間　　　分
8. 3 時間 24 分 ＋ 19 時間 43 分 ＝　　　時間　　　分
9. 10 時間 11 分 ― 3 時間 54 分 ＝　　　時間　　　分
10. 10 時間 58 分 ＋ 18 時間 43 分 ＝　　　時間　　　分

98日 ハチの巣パズル

▶隣どうしの○をたした数が、下の○に入ります。○にあてはまる数を書きましょう。

1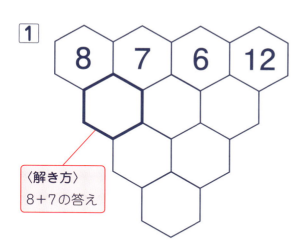

〈解き方〉
8＋7の答え

2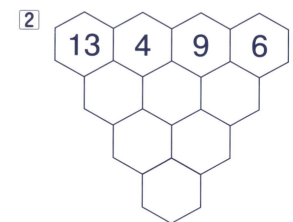

3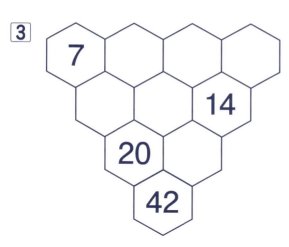

4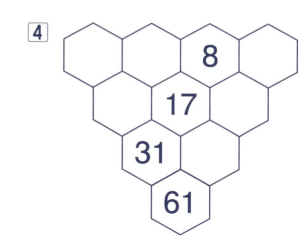

5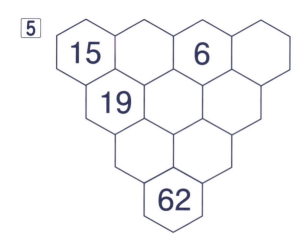

6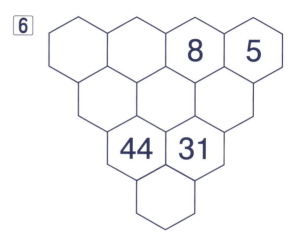

99日 たし算ペア

正答 /6問
答え→P.140

▶ 2つの数をたすと110になるペアが3組あります。答えを□に書きましょう。

1

39	63	96	25	11	41
64	19	82	42	17	32
26	76	36	78	97	62
99	10	86	22	77	44
18	47	75	81	90	61
15	30	70	23	16	50

□ と □

□ と □

□ と □

2

53	46	24	75	72	69
98	56	22	54	45	49
94	32	10	27	58	43
92	44	23	20	63	81
40	71	88	42	76	48
91	28	41	85	84	33

□ と □

□ と □

□ と □

100日 ごちゃまぜ計算

▶計算をして、答えを数字で書きましょう。文字を数字で書いて計算しても OK です。

1. キュウ ＋ 十三 =

2. 二十四 × ゴ =

3. ニジュウゴ ＋ ⚂ － にじゅうに =

4. じゅうに ＋ 七十一 ＋ ニジュウサン =

5. にじゅうきゅう × ヨン =

6. 五十六 － じゅうろく =

7. ななじゅうよん ＋ ⚀ － ロクジュウニ =

8. サンジュウサン ÷ じゅういち =

9. さんじゅういち － 十九 =

10. ロクジュウヨン － よんじゅうご ＋ ⚂ =

11. ニジュウハチ ÷ 七 =

12. ジュウヨン ＋ よんじゅうよん ＋ 六十一 =

101日 迷路計算パズル

▶スタートからゴールまで、仕切りの開いているところを通り、左上の数字をたしたり、ひいたりして、マスに答えの数字を書いて進みましょう。

正答 ／6問
答え→P.140

① たし算

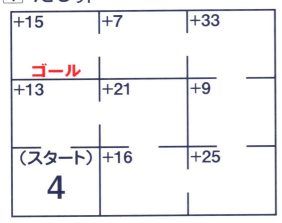

② たし算

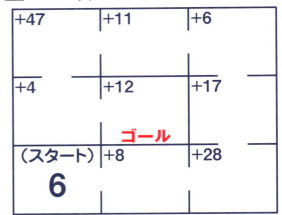

③ ひき算

④ ひき算

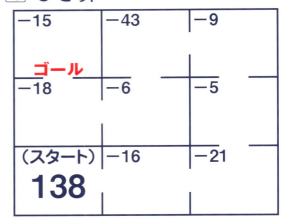

⑤ たし算・ひき算

⑥ たし算・ひき算

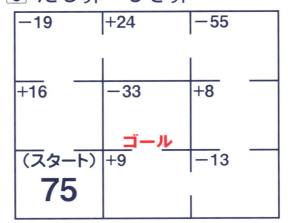

102日 星形パズル

▶例のように三角形の角の3つの数をたすと、真ん中の数になります。あいている○にあてはまる数を書きましょう。

1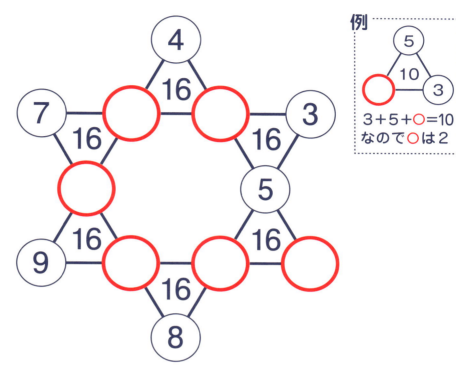

2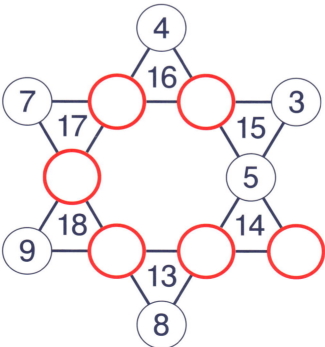

103 数字絵 間違い探し

正答 /10問
答え→ P.140

▶下の数字絵には、上と違っているところがあります。下の絵の間違いに○をつけましょう。間違いの数字ひとつずつについて1か所として数えてください。

間違い 10か所

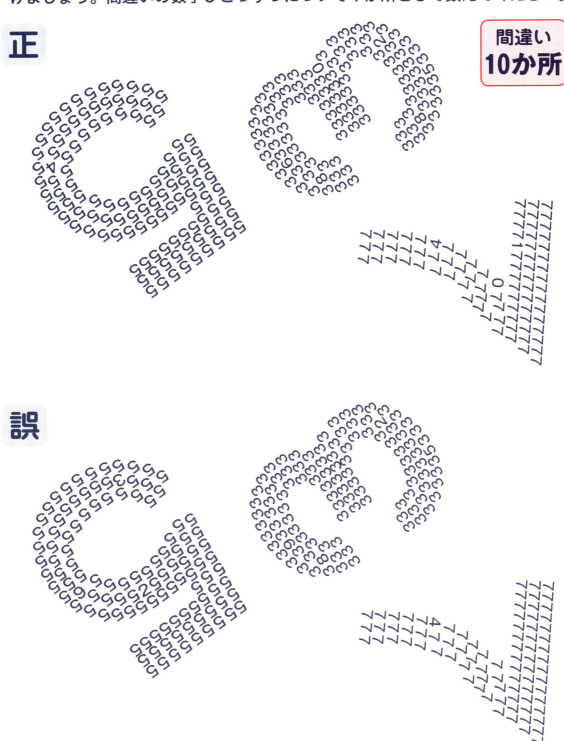

104日 魔方陣 ※解き方は11ページ

正答／6問
答え→P.140

▶縦・横・斜めにたした数の合計がそれぞれ **27** になるように、□にあてはまる数を書きましょう。

1
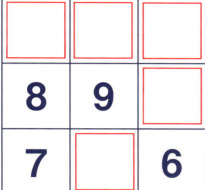

2

3
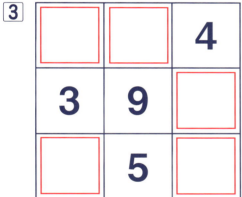

4
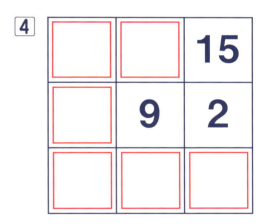

5
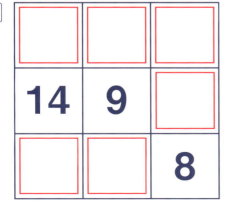

6
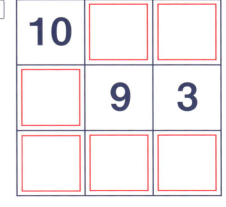

105日 そろばん計算パズル

※そろばんの見方は12ページ

正答 ／9問

答え→ P.141

▶そろばんの絵を見て、計算の答えを数字で書きましょう。数字をメモして計算してもOKです。

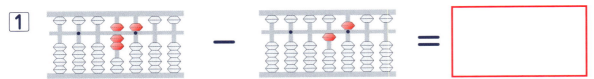

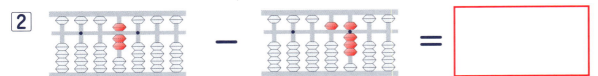

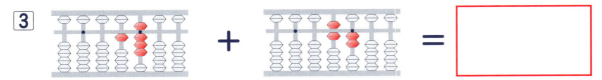

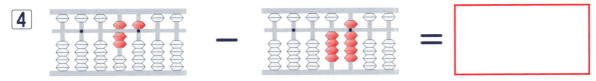

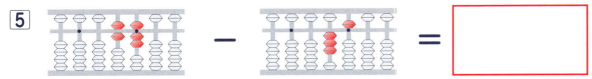

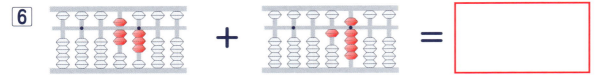

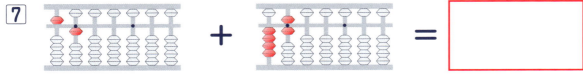

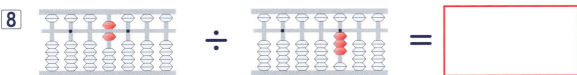

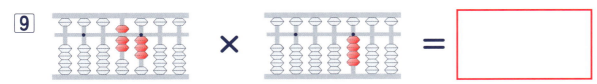

106 天びんパズル

▶おもりの中の数字は、重さを表しています。同じ重さでつり合うように、おもりの中から数字を選び、□に書きましょう。

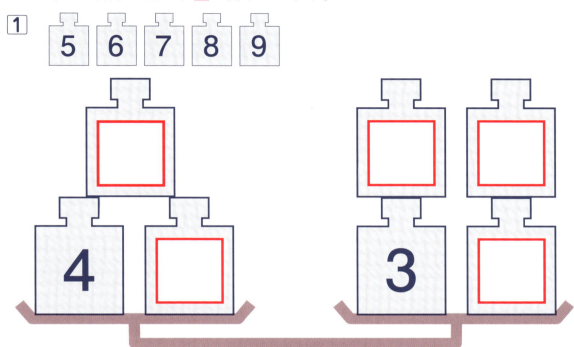

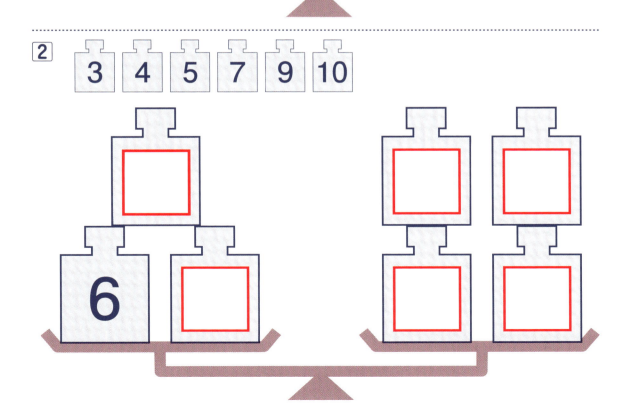

107日 文具たし算

▶ 1個あたりの値段をもとに、合計額を答えましょう。メモして計算してもOKです。

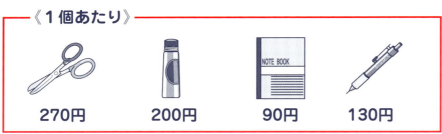

《1個あたり》
- はさみ 270円
- のり 200円
- ノート 90円
- ペン 130円

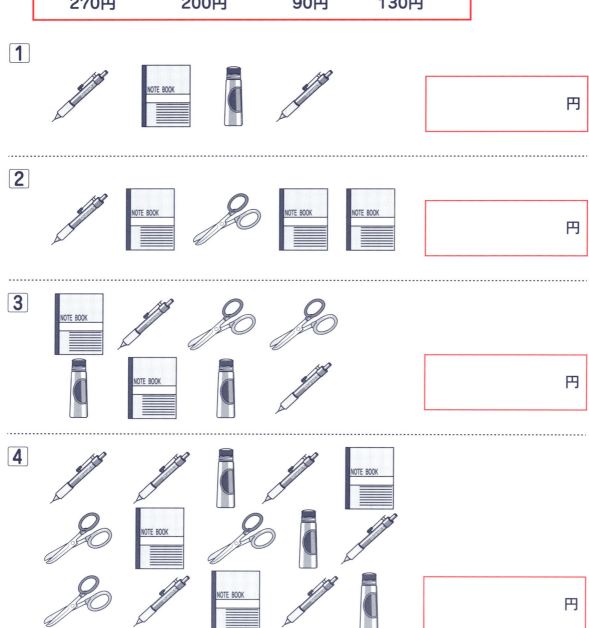

108日 ハチの巣パズル

▶隣どうしの○をたした数が、下の○に入ります。○にあてはまる数を書きましょう。

1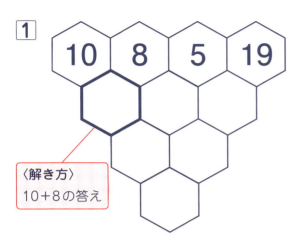
〈解き方〉 10+8の答え

2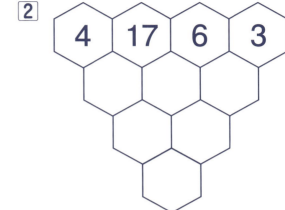

3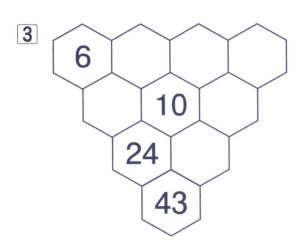

4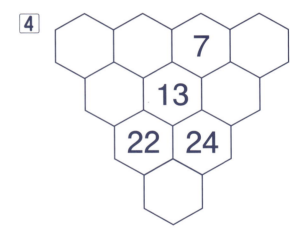

5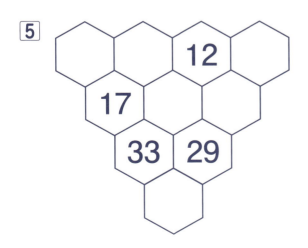

6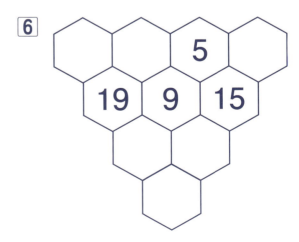

109日 時間の計算

時計 ▶ 下の時計を見て答えましょう。

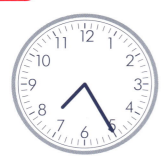

1 時間 15 分後は　　　時　　　分

3 時間 35 分前は　　　時　　　分

計算 ▶ 時間の筆算です。○時間○分と答えましょう。

1 　9 時間 10 分
  ＋ 8 時間 45 分
　　　　時間　　分

2 　14 時間 15 分
  ＋ 　5 時間 20 分
　　　　時間　　分

3 　17 時間 29 分
  － 13 時間 11 分
　　　　時間　　分

4 　16 時間 27 分
  － 14 時間 18 分
　　　　時間　　分

5 　19 時間 20 分
  ＋ 　5 時間 42 分
　　　　時間　　分

6 　16 時間 16 分
  － 　3 時間 24 分
　　　　時間　　分

7 　14 時間 　9 分
  － 　6 時間 47 分
　　　　時間　　分

8 　　2 時間 58 分
  ＋ 11 時間 45 分
　　　　時間　　分

9 　15 時間 32 分
  － 　4 時間 55 分
　　　　時間　　分

10 　　7 時間 　2 分
  ＋ 16 時間 59 分
　　　　時間　　分

110日 たし算ペア

▶ 2つの数をたすと120になるペアが3組あります。答えを□に書きましょう。

①
```
68  57  89  10  66  94
49  62  33  69  32  38
12  59  77  82  48  86
58  95  45  70  83  67
85  22  15  55  39  53
93  42  47  84  16  24
```

　と　
　と　
　と　

②
```
91  43  47  61  28  34
26  68  16  15  93  75
38  97  72  32  95  24
45  85  21  48  88  54
31  98  33  19  55  44
83  58  67  74  57  64
```

　と　
　と　
　と

111 迷路計算パズル

▶スタートからゴールまで、仕切りの開いているところを通り、左上の数字をたしたり、ひいたりして、マスに答えの数字を書いて進みましょう。

1 たし算

(スタート) 15	+7	+43
+19	+8	+15
+24	+33	+29 ゴール

2 たし算

(スタート) 16	+51	+14
+23	+21 ゴール	+17
+16	+3	+5

3 ひき算

(スタート) 150	−11	−5 ゴール
−14	−7	−22
−19	−41	−9

4 ひき算

(スタート) 179	−49	−32 ゴール
−16	−26	−18
−4	−8	−13

5 たし算・ひき算

(スタート) 21	+37	−49
+8	−15	+18
−19	−11	+24
ゴール		

6 たし算・ひき算

(スタート) 17	+7	−28
+44	−19	+16
+59	−35 ゴール	−27

112日 ごちゃまぜ計算

▶計算をして、答えを数字で書きましょう。文字を数字で書いて計算してもOKです。

1. 十六 × [2] =
2. ニジュウサン + 四十三 + さんじゅうよん =
3. 六十四 ÷ はち =
4. 七十一 + きゅう − ジュウキュウ =
5. キュウジュウイチ − じゅうはち − [4] =
6. 百五 ÷ ニジュウイチ =
7. ナナジュウサン − にじゅうなな =
8. じゅうなな + 七十七 − ロクジュウゴ =
9. ろくじゅういち − [1] + 四十七 =
10. ヨンジュウイチ + 十三 + ご =
11. [5] × サンジュウナナ =
12. サンジュウロク − 六 =

113日 お金パズル

正答 /2問
答え→ P.142

▶イラストを見て、合計額を答えましょう。メモして計算してもOKです。

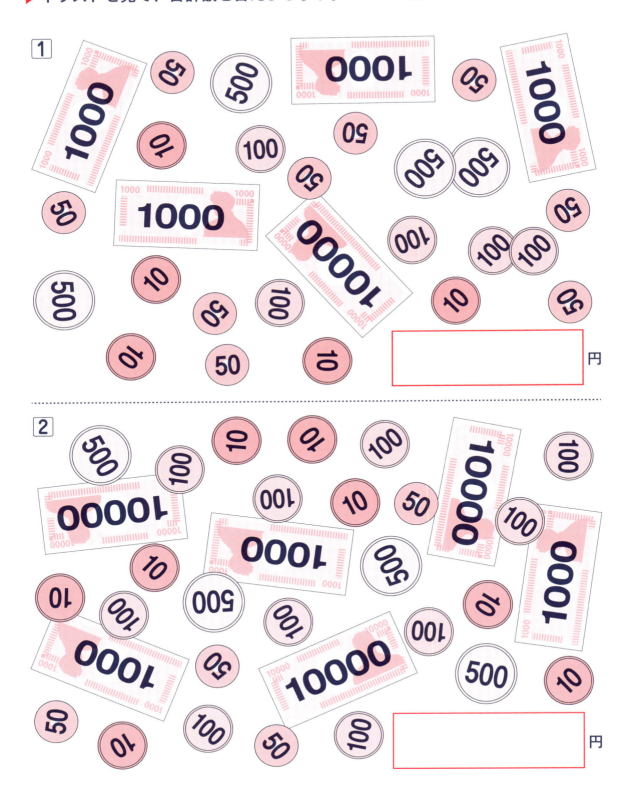

114日 星形パズル

正答 ／2問
答え→ P.142

▶例のように三角形の角の3つの数をたすと、真ん中の数になります。あいている○にあてはまる数を書きましょう。

例
3＋5＋○＝10
なので○は2

1

2

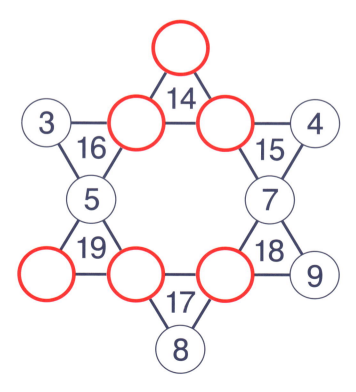

115日 そろばん計算パズル

※そろばんの見方は12ページ

正答 /9問
答え→P.142

▶そろばんの絵を見て、計算の答えを数字で書きましょう。数字をメモして計算してもOKです。

1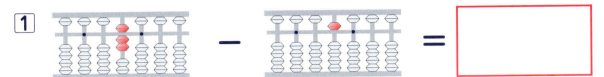

2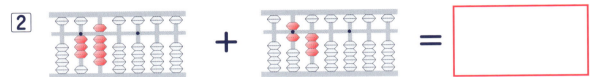

3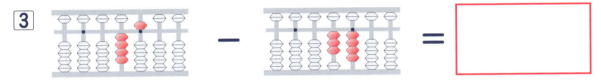

4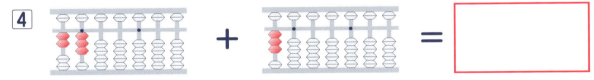

5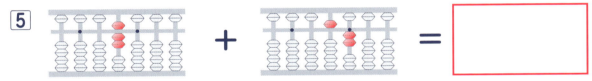

6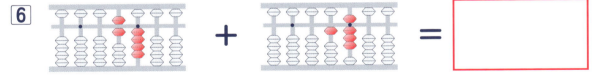

7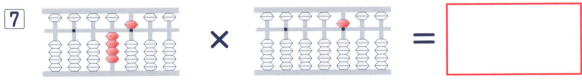

8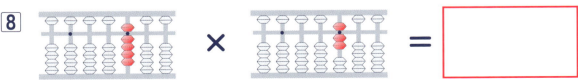

9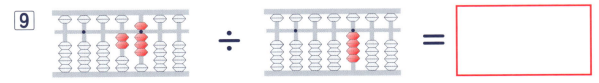

116日 倍数探し

▶ 9でわりきれる数（9の倍数）が5つあります。答えを□に書きましょう。

1

33	52	67	86	98	72
20	6	73	90	42	69
64	53	22	84	1	89
75	68	79	60	38	88
74	54	96	59	45	7
71	3	56	62	5	99

2

51	8	37	15	97	5
11	85	64	86	39	73
14	63	65	7	12	33
79	74	18	27	66	81
75	77	46	91	84	10
36	55	34	58	78	13

117日 ハチの巣パズル

▶隣どうしの ⬡ をたした数が、下の ⬡ に入ります。⬡ にあてはまる数を書きましょう。

1
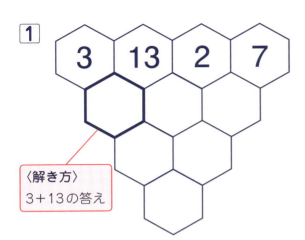
〈解き方〉
3＋13の答え

2
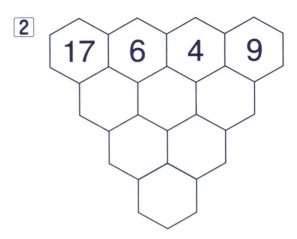

3
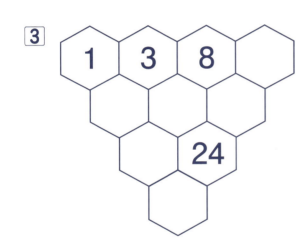

4
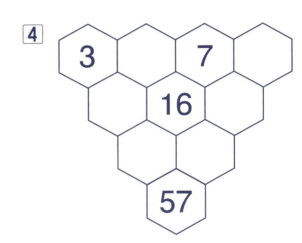

5
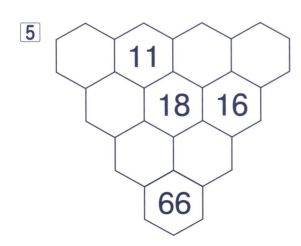

6
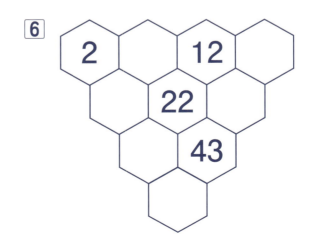

118日 数字絵 間違い探し

▶下の数字絵には、上と違っているところがあります。下の絵の間違いに○をつけましょう。間違いの数字ひとつずつについて1か所として数えてください。

正答 /10問
答え→P.142

間違い 10か所

アリ

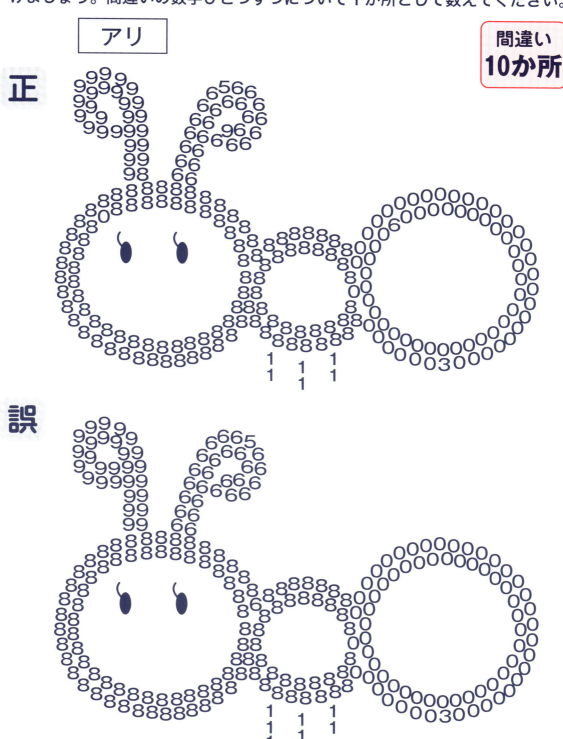

119日 時間の計算

時計 ▶ 下の時計を見て答えましょう。

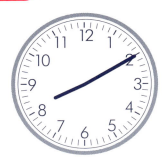

3 時間 40 分後は　　　時　　　分

6 時間 30 分前は　　　時　　　分

計算 ▶ 時間のたし算、ひき算です。○時間○分と答えましょう。

① 8 時間 11 分 ＋ 16 時間 28 分 ＝　　　時間　　　分

② 7 時間 22 分 ＋ 10 時間 4 分 ＝　　　時間　　　分

③ 18 時間 31 分 － 4 時間 27 分 ＝　　　時間　　　分

④ 2 時間 44 分 － 1 時間 5 分 ＝　　　時間　　　分

⑤ 12 時間 42 分 ＋ 9 時間 54 分 ＝　　　時間　　　分

⑥ 18 時間 8 分 － 2 時間 34 分 ＝　　　時間　　　分

⑦ 5 時間 39 分 － 1 時間 40 分 ＝　　　時間　　　分

⑧ 2 時間 58 分 ＋ 11 時間 45 分 ＝　　　時間　　　分

⑨ 11 時間 13 分 － 2 時間 37 分 ＝　　　時間　　　分

⑩ 11 時間 59 分 ＋ 19 時間 59 分 ＝　　　時間　　　分

120日 迷路計算パズル

正答 ／6問
答え→ P.142

▶スタートからゴールまで、仕切りの開いているところを通り、左上の数字をたしたり、ひいたりして、マスに答えの数字を書いて進みましょう。

① たし算

② たし算

③ ひき算

④ ひき算

⑤ たし算・ひき算

⑥ たし算・ひき算

月　日

レベルアップ①

たし算ペア

正答　／6問

答え→P.143

▶２つの数をたすと125になるペアが３組あります。答えを□に書きましょう。

1

55	91	75	96	53	87
86	59	68	45	27	97
41	49	37	26	46	77
63	35	43	81	71	73
47	51	33	89	40	38
29	31	32	30	42	66

□と□

□と□

□と□

2

88	85	96	73	98	91
26	38	53	32	83	30
51	45	31	55	36	74
39	49	92	46	81	68
97	69	61	34	35	43
58	71	63	78	76	41

□と□

□と□

□と□

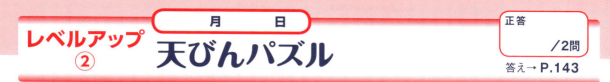

天びんパズル

▶おもりの中の数字は、重さを表しています。同じ重さでつり合うように、おもりの中から数字を選び、□に書きましょう。

1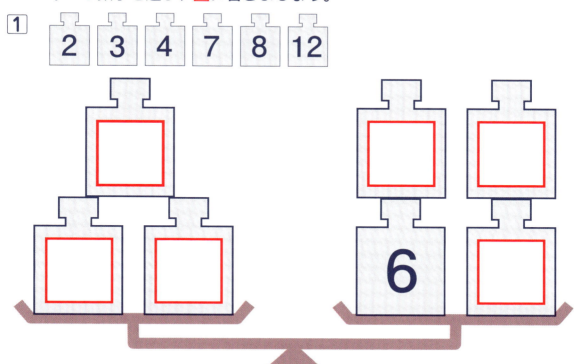

2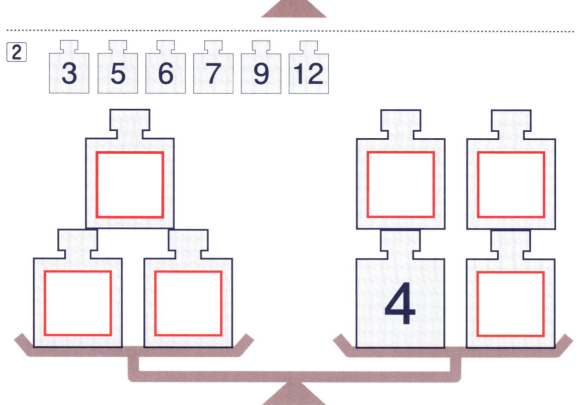

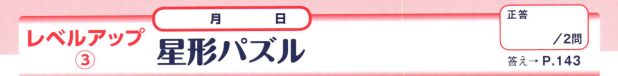

星形パズル

レベルアップ ③

▶ 例のように三角形の角の3つの数をたすと、真ん中の数になります。あいている○にあてはまる数を書きましょう。

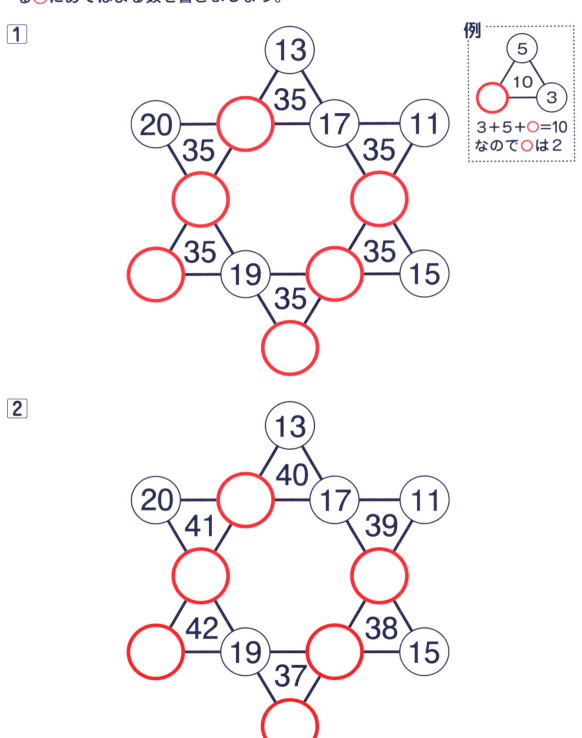

レベルアップ ④ ごちゃまぜ計算

正答 ／12問
答え→ P.143

▶計算をして、答えを数字で書きましょう。文字を数字で書いて計算してもOKです。

1. 百四十三 － ゴジュウロク － にじゅうはち ＝

2. ニジュウ × ⚄ × 二 ＝

3. 五百五 － にじゅうなな ＋ ヒャクヨン ＝

4. せんごひゃく ÷ サン ＝

5. ロッピャク ÷ ひゃくにじゅう ＝

6. 三十七 × ゴジュウ ＝

7. にせんじゅうはち ＋ 三千九百七 ＝

8. さんぜんご － ハッピャクジュウゴ ＝

9. 八 × ⚅ × さん ＝

10. にひゃくご ＋ ゴジュウロク － 三十八 ＝

11. ロクジュウロク × ひゃくいち ＝

12. センハチ ＋ ごひゃく ＋ 九百十二 ＝

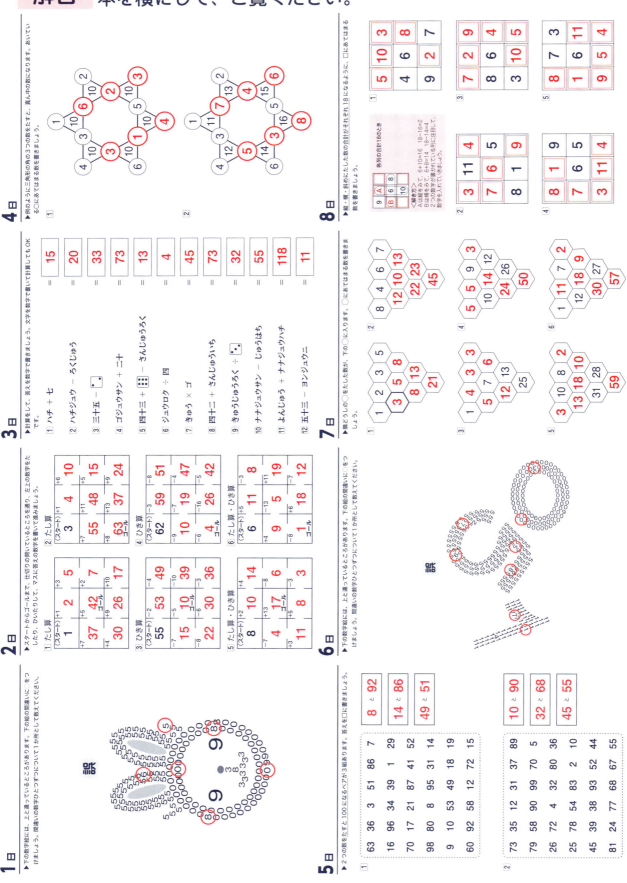

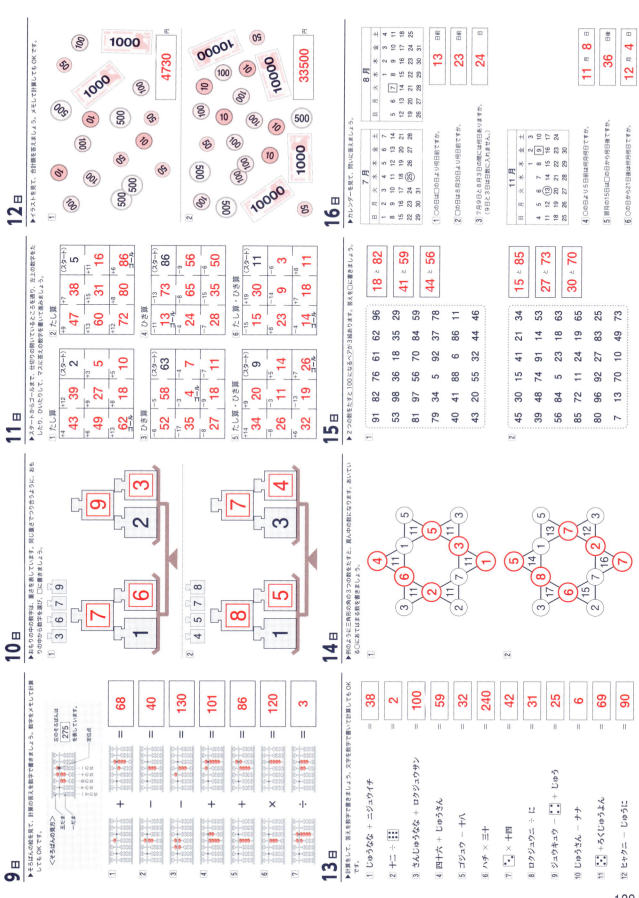

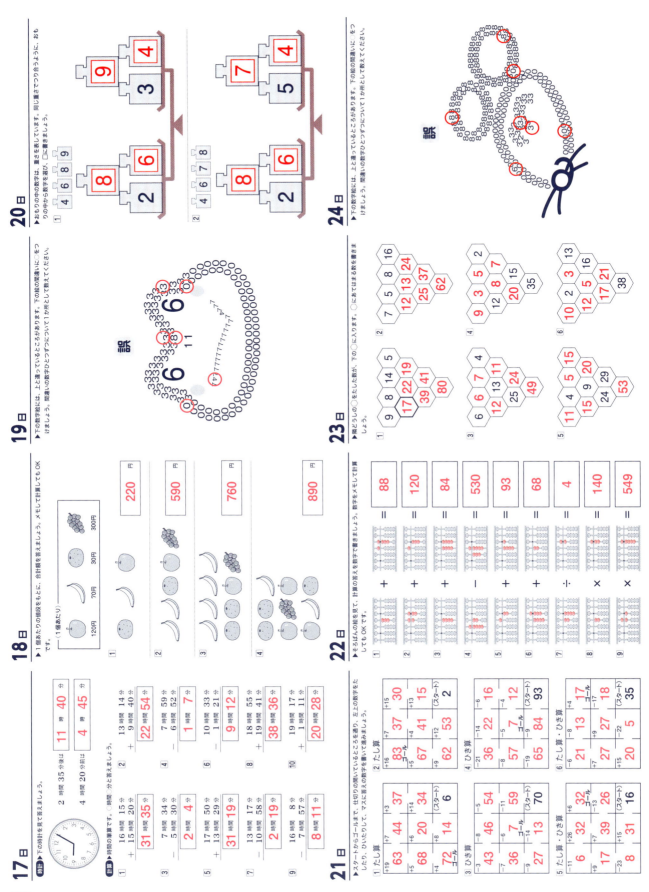

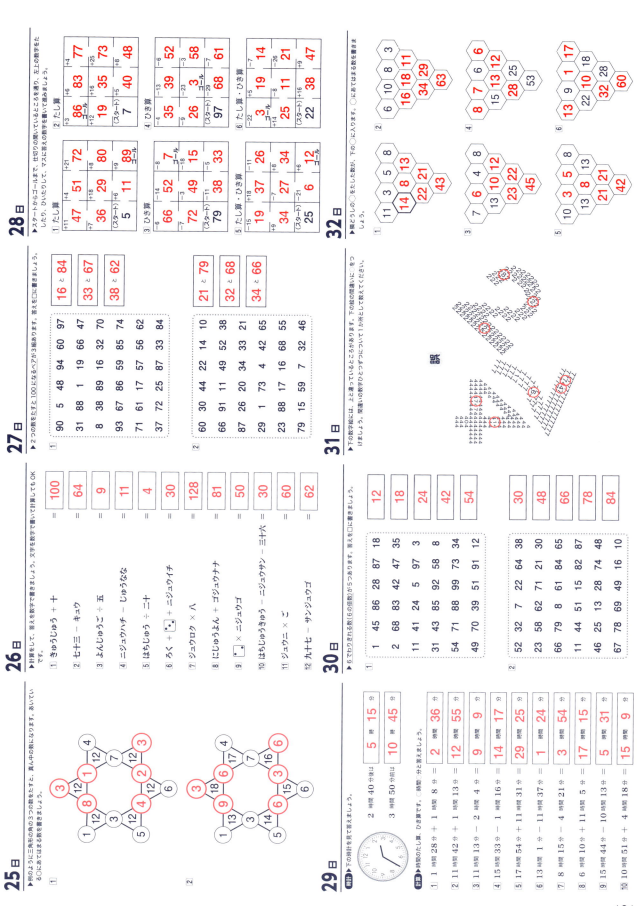

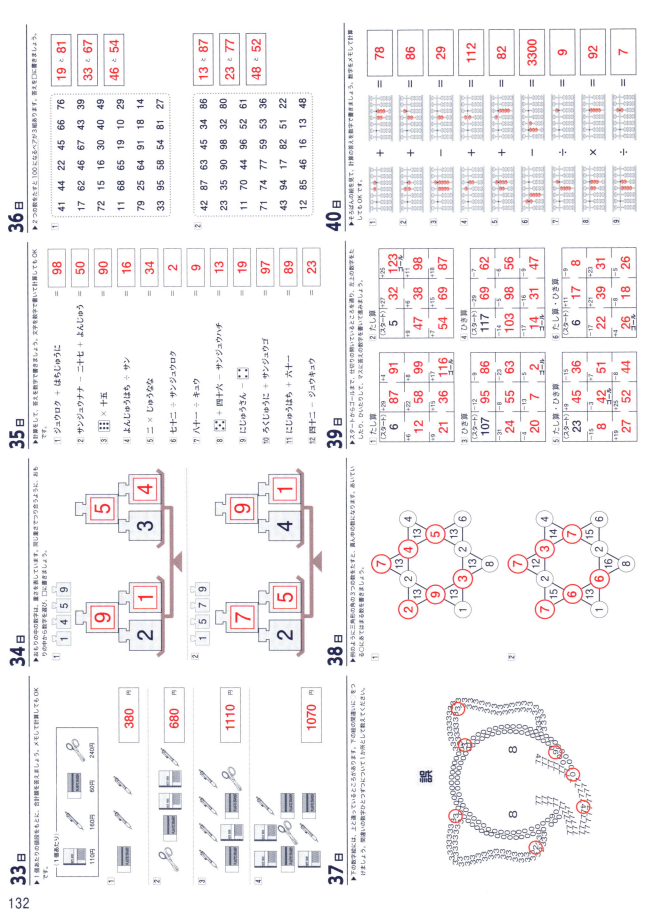

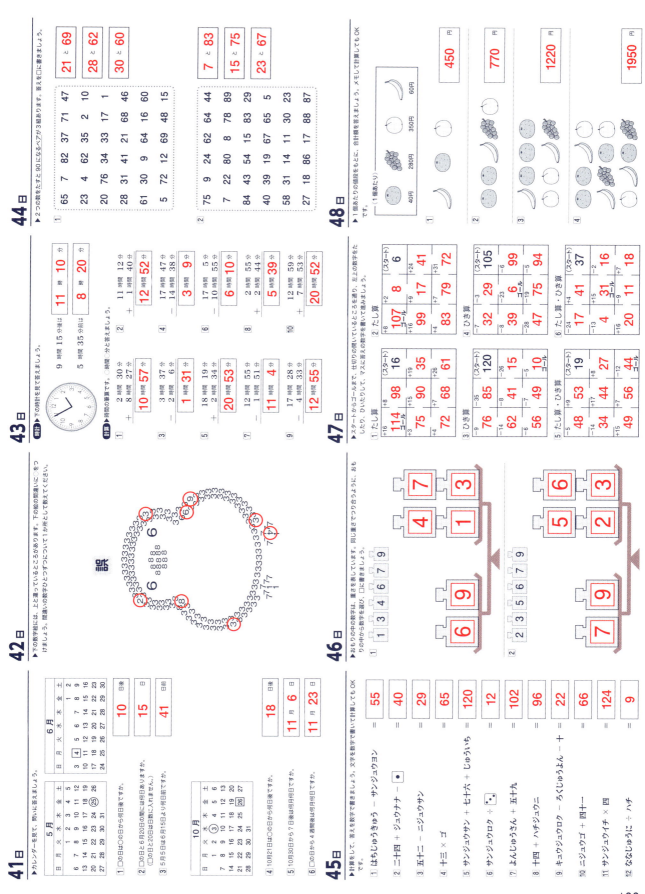

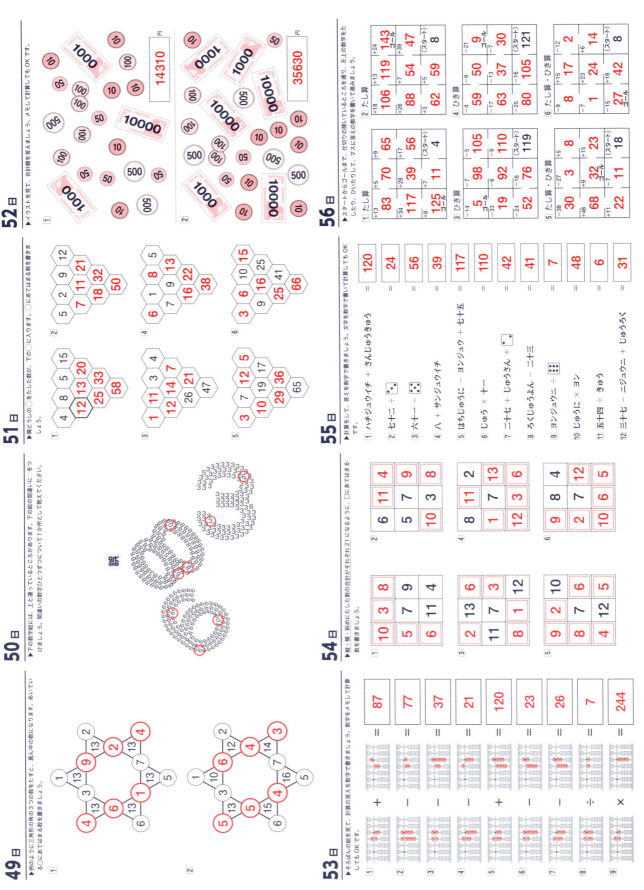

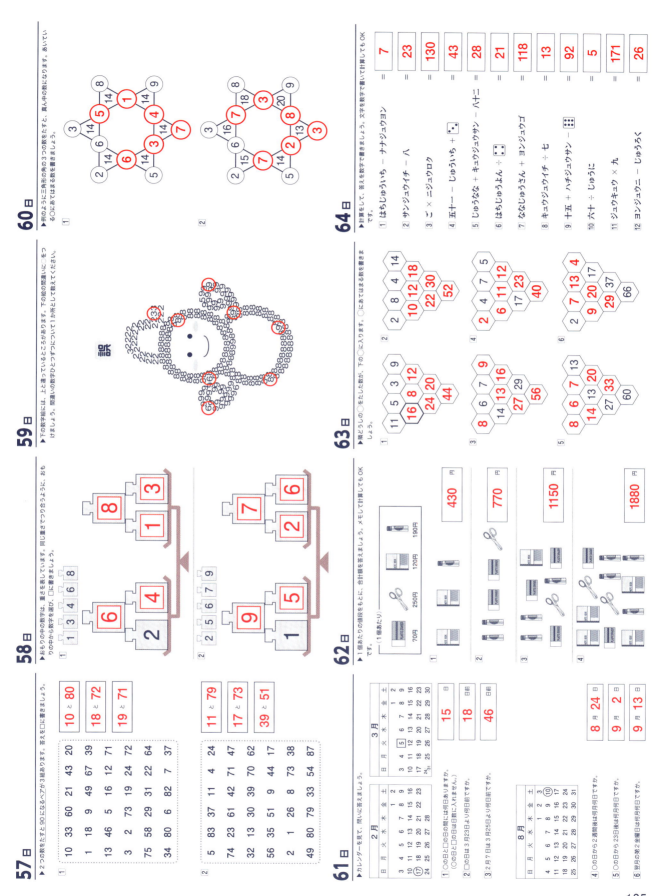

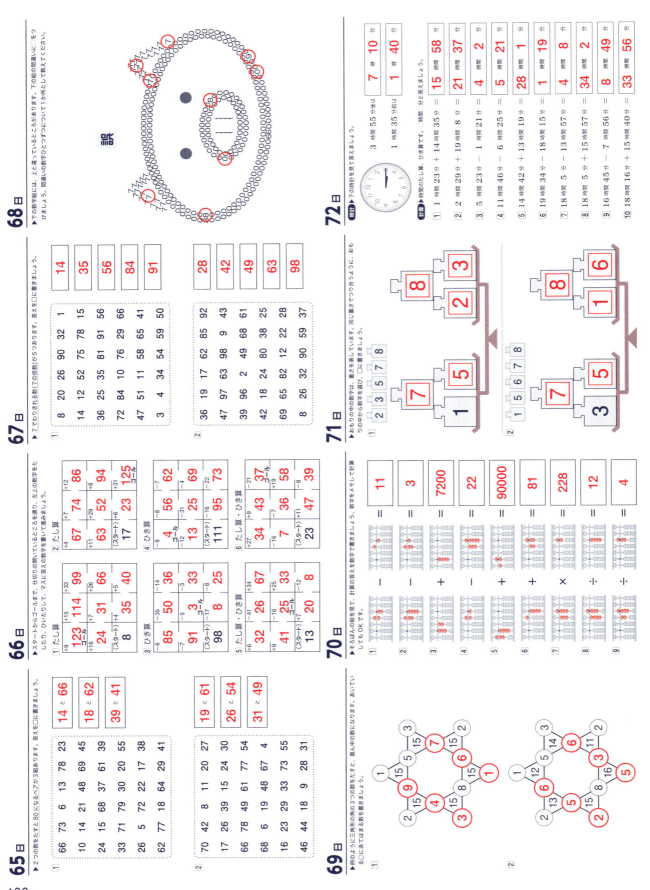

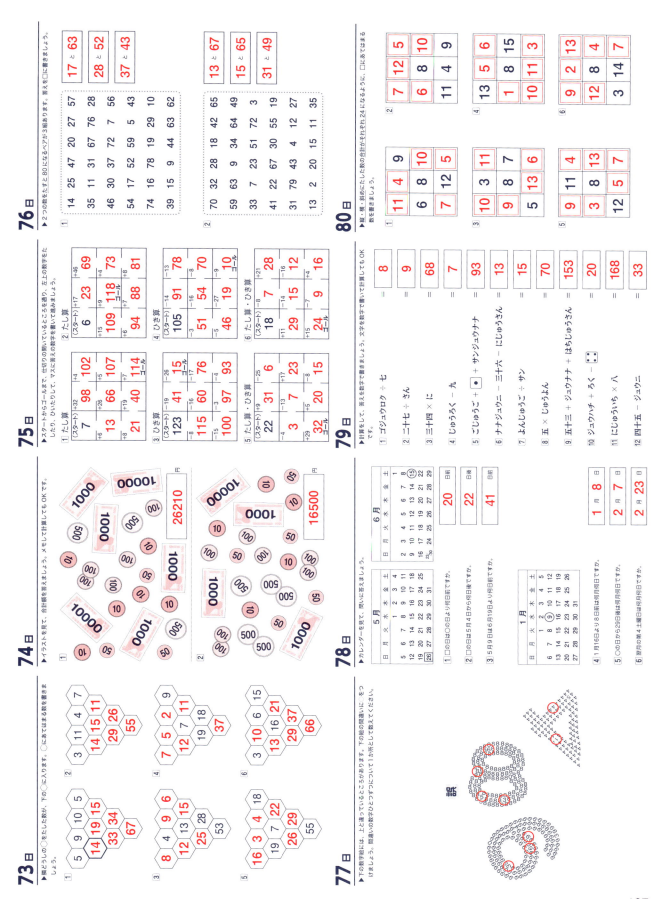

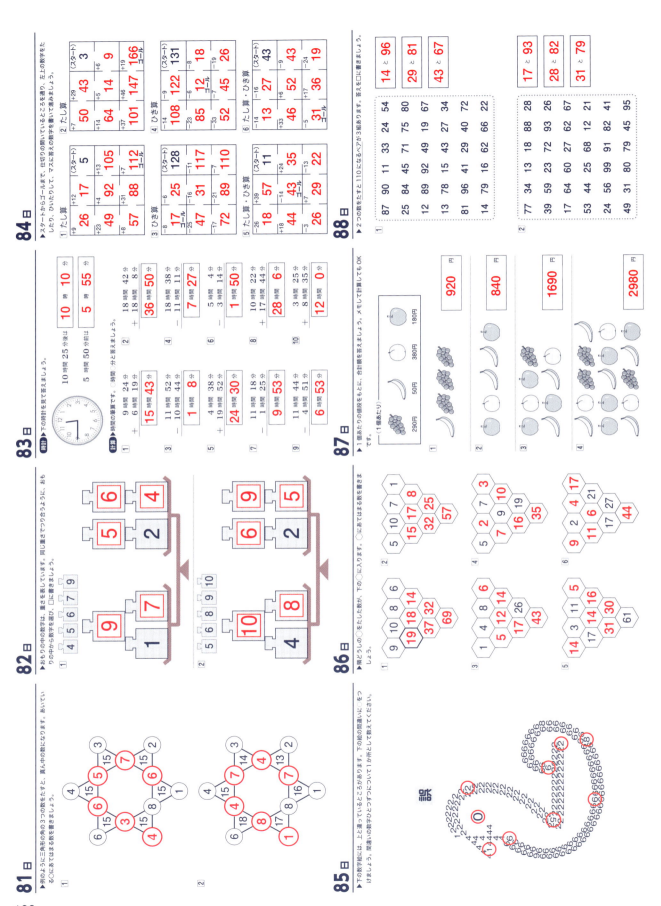

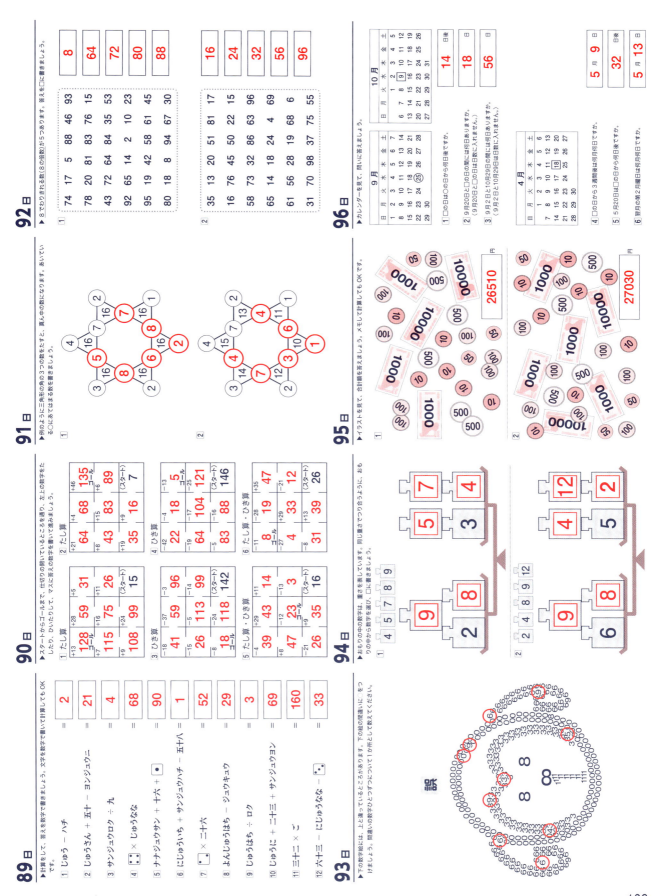

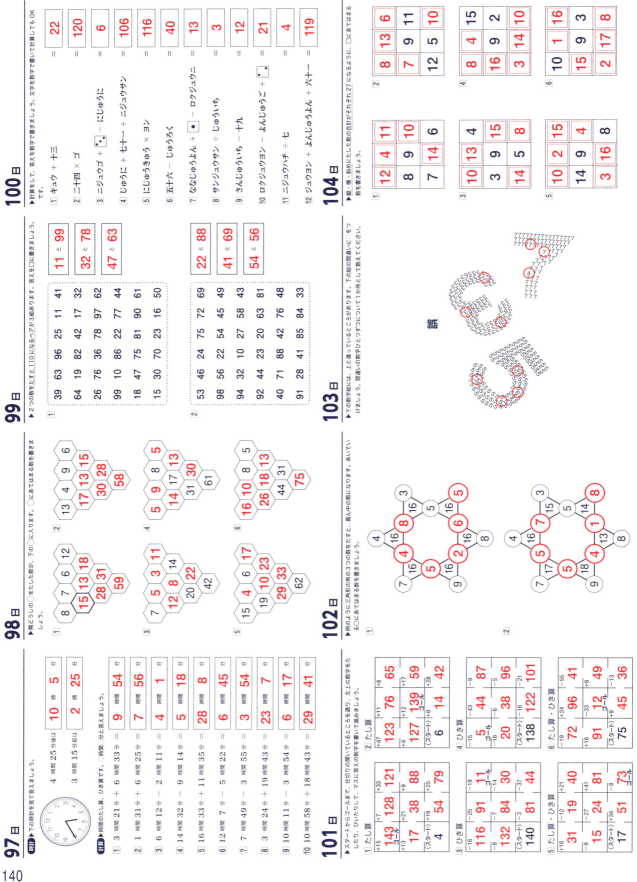

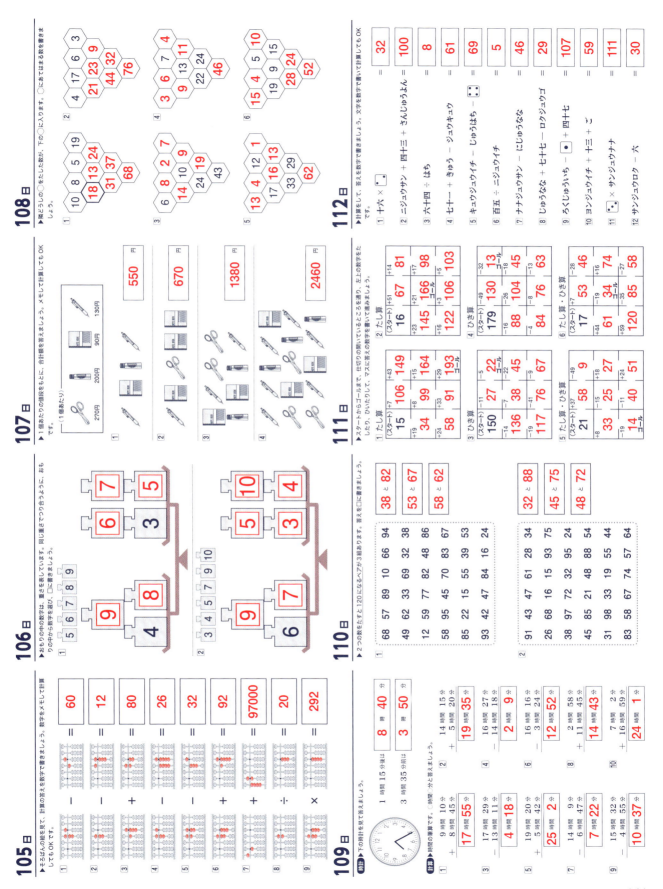

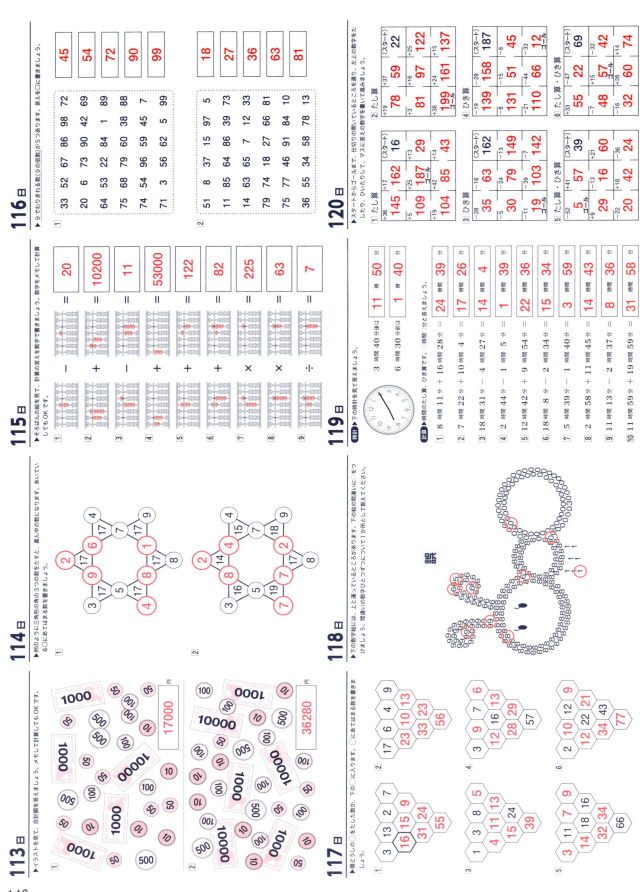

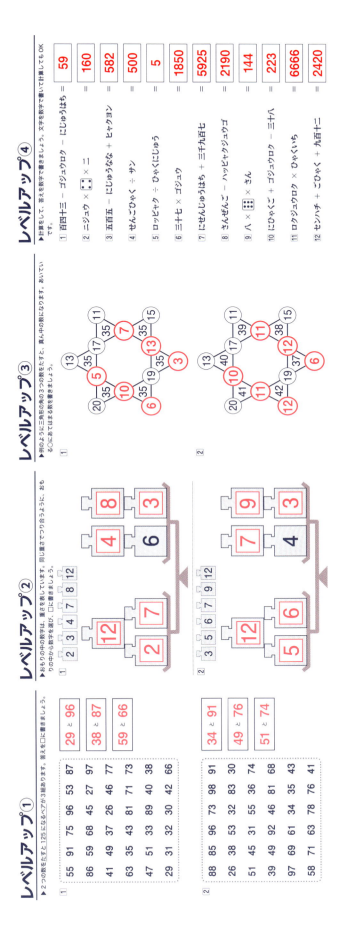

川島隆太教授の健康パズル
大人の脳活　おもしろ！数字パズル

2018年5月8日　　第1刷発行
2020年3月3日　　第4刷発行

監修者	川島隆太
発行人	鈴木昌子
編集人	滝口勝弘
編集長	古川英二
発行所	株式会社　学研プラス
	〒141-8415　東京都品川区西五反田 2-11-8
印刷所	中央精版印刷株式会社

STAFF　　編集制作　　株式会社 エディット
　　　　　　　本文DTP　　株式会社 総研

この本に関する各種お問い合わせ先
● 本の内容については　Tel 03-6431-1463（編集部直通）
● 在庫については　Tel 03-6431-1250（販売部直通）
● 不良品（落丁・乱丁）については　Tel 0570-000577

学研業務センター
〒354-0045　埼玉県入間郡三芳町上富 279-1

上記以外のお問い合わせは下記まで。
Tel 03-6431-1002（学研お客様センター）

©Gakken
本書の無断転載、複製、複写（コピー）、翻訳を禁じます。
本書を代行業者等の第三者に依頼してスキャンやデジタル化することは、たとえ個人や家庭内の利用であっても、著作権法上、認められておりません。

学研の書籍・雑誌についての新刊情報・詳細情報は、下記をご覧ください。
学研出版サイト　https://hon.gakken.jp/